学习脑科学

（日）池谷裕二 ／著
王珍珍 崔迪 ／译

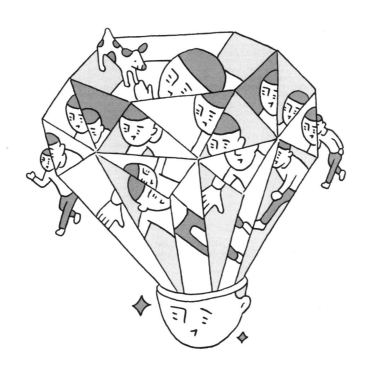

全国百佳图书出版单位

化学工业出版社

·北京·

　　本书中文简体字版由朝日新闻出版授权化学工业出版社独家出版发行。

　　本版本仅限在中国内地（大陆）销售，不得销往其他国家或地区。未经许可，不得以任何方式复制或抄袭本书的任何部分，违者必究。

　　北京市版权局著作权合同登记号：01-2023-0210

图书在版编目(CIP)数据

　　学习脑科学／（日）池谷裕二著；王珍珍，崔迪
译.—北京：化学工业出版社，2022.11
　　ISBN 978-7-122-42130-2

　　Ⅰ.①学…　Ⅱ.①池…②王…③崔…　Ⅲ.①脑科
学-普及读物Ⅳ.①R338.2-49

　　中国版本图书馆CIP数据核字（2022）第164224号

责任编辑：郑叶琳　　　　　文字编辑：张焕强
责任校对：张茜越　　　　　装帧设计：溢思视觉设计／李申
E-mail: isstudio@126.com　Li Shen

出版发行：化学工业出版社（北京市东城区青年湖南街13号　邮政编码100011）
印　　装：三河市双峰印刷装订有限公司
880mm×1230mm　1/32　印张 6 字数 93 千字
2023 年 3 月北京 第 1 版第 1 次印刷

购书咨询：010-64518888　　售后服务：010-64518899
网　　址：http：//www.cip.com.cn
凡购买本书，如有缺损质量问题，本社销售中心负责调换。

定　　价：49.80元　　　　　　　　　　　　版权所有　违者必究

序言

本书是《周刊朝日》杂志上连载短文的汇编，也是继我上一本书《大脑也会不公平——药神的万脑药》问世后的第二部。

周刊杂志往往只有在发售期间才有读者购买。但每一篇文章的背后，都经过了大量的资料调查及反复的苦心推敲。因此我萌生出了一个想法，希望能将这份努力的成果留存下来，于是便决定出版第二部。

有道是："聚沙成塔，集腋成裘。"我已经连续写作了五年左右，积累了约等同于几本书之多的文章，从中选出了相对来说比较新的内容，编成了本书。写作原本不是我的强项，但毕竟经历了250期刊物的磨炼，我也逐渐适应上手了。因此相较于前作，我对本次出版的第二部的文章更为满意。

实际上，这正是我没有把本书命名为《药神的万脑药2》，或是打着"第二部"的旗号来宣传新书的原因。在小说和电影等领域中，续作不如前作的现象屡见不鲜。我担心这本书也会遭到同样的命运。其实，由于书中的每个小节都是一篇独立完整的文章，所以这两部书都是可以从任意一节读起的。它们是一系列文章的合集，标明"第二部"没有任何实际意义。

本书的最后一章很特别。这一章不再是连载短文的汇编，而是加入了我最近对于人工智能的一些思考。我本人目前正在利用人工智能技术开展研究，即便如此，对于人工智能今后的发展方向，仍是感到扑朔迷离（顺带一提，"人工智能"一词往往作为媒体术语来使用，相关专家通常会具体地称其为"机器学习""判别函数"或"深度学习"等）。面对这个雾里看花的现代社会，我们现在应当做些什么？在这一章中，我尝试对这一问题展开探讨。

此外，我还从另一角度出发，思考了大脑的存在意义。人工智能没有"大脑"这个器官，它的内部是无机的电子计算机。然而，它在某些方面的实力却凌驾于人类之上。这令我不禁发问——大脑到底为何而存在？

如果仅仅是为了创造出某种特定的智能，那么人类是不需要大脑的。这一点从人工智能的飞速发展中就可见一斑了。既然如此，"大脑"究竟是什么呢？

没有大脑的生物其实并不少见，例如酵母菌、双歧杆菌、香菇、蒲公英、桧柏等等。且不说个体数量，哪怕就生物质能（生物体总重量）而言，无脑的生物也占了地球上生命的绝大多数，正是它们主宰着整个地球的生态系统。鉴于这种现状，我们实在是无法断言：拥有大脑对于生存是有利的。

恰恰相反，人们更倾向于认为，开发大脑并不适用于整个生物界。尽管有一部分动物在进化的过程中大脑增大了，但也仅仅是恰好适用于那些物种的个别案例。无论如何，大脑都是一个不节能的器官，它需要消耗大量的能量。生物如果要终其一生来维持大脑的运作，是非常困难的。

那么，我们应该如何看待大脑这一器官呢？《药神的万脑药》这一系列连载短文的主旨，便是围绕此类问题展开细致入微的探索。本书摘录了其中的精华，希望读者朋友们能带着上述思考，来阅读这本书。

最后，我想致上最深切的感谢：感谢朝日新闻出版社的大川惠实女士再次将连载短文汇编成书；感谢一直以来直接负责本连载相关工作的一原知之、鸣泽大、金子桂一、前田伸也等各位同仁；感谢我的太太，始终在第一时间阅读我新鲜出炉的文章。

池谷裕二

2017 年 4 月

目录

第一章　了解大脑的"怪癖"

1　说谎者的"诚实"

说谎是不对的，从小我们便受到这样的教育。

然而另一方面，正如"说谎有时也是权宜之计"这句日本谚语所言，大家都认同说谎也有一定的好处。例如，人们会隐瞒自己的遭遇，从而避免他人为自己担心，这就是一个体贴对方的善意谎言。又或者，恭维的客套话其实也是一种谎言。倘若把这些谎言都一概抹消，恐怕日常对话会变得僵硬又尴尬吧！

说谎在认知层面上是一种复杂的行为，对幼儿来说很困难。研究显示，儿童成长至两到三岁就能说谎，父母第一次听到孩子的谎话时会非常震惊。但幼儿的谎言往往不是出于恶意，而是出于误解或误会，这和成人的谎言有着本质的区别。

一个谎言至少需要四个要素才能成立：①说话人了解事实；②说话人想隐瞒真相；③说话人使用了替代事实的虚假信息；④说话人试图让对方相信虚假信息。幼儿对于第一点和第二点的认知是模糊的。

直到上小学之后，人们才有能力说出一个具备全部要素的、真正的谎言。

那么，人们平时每天会说几次谎呢？荷兰阿姆斯特丹大学的韦尔舒尔（Verschuere）博士及其团队在本月（注：本书中的"本月"皆以连载文章初次刊发的时间点为基准）发表论文，向我们介绍了说谎频率的相关统计数据。

博士团队以527名大学生为对象，对"过去24小时中说了几次谎"这一问题展开了询问调查，统计结果是每人平均撒谎2次。此外，有41%的受访者回答"至少在这24小时里没有说过谎"。

读到这里，你对这个数值有什么感想？有没有觉得"比想象中低"呢？倘若一个人有这种感觉，那他很可能是个平时经常说谎的人。博士团队的调查结果显示，超过8%的受访者在过去24小时中说谎次数多于6次。由此可见，的确存在着一些说谎的"惯犯"。

然而，受访者的回答毕竟是主观的，有人可能隐瞒事实、谎报情况，而实际的说谎次数也许会更多。因此，博士团队随后又对参与调查的学生进行了一次实验。这是一场掷骰子游戏，玩家会根据骰子的点数获得奖金。

　　游戏规定，只有本人能看到骰子的点数，这意味着玩家可以虚报点数来赢得大额奖金。实验结果表明，在调查中回答"说谎很多次"的人，获得的奖金也更多，超出了统计学所预估的金额。也就是说，这些人确实利用说谎这一不正当的方式获取了利益。

　　这份数据的有趣之处在于，它展现出了一个悖论："说谎者其实很诚实。"他们很清楚自己经常说谎，却并不避讳这一事实，而是会坦率地承认。

2　"眼睛"会说话

　　英语中有这样一句谚语："The eyes are the windows of the mind.（眼睛是心灵的窗户）。"在日本也流传着意义相近的谚语："眉目传情，胜过言语。"可以看出，类似这种强调"眼睛"作用的观点是不分国界、世界共通的。

　　无论是有意识还是无意识，人们在交谈时总会注视着对方的眼睛。或许是因为我们无法仅从语言和语气中窥见他人的心灵，所以需要通过这种方式了解对方的想法吧。即使是刚出生不久的婴儿，也会无师自通地看他人的眼睛。注视眼睛的行为似乎可以说是人类与生俱来的一种本能。

眼睛的确能够反映我们的内心。就拿视线来说吧，在谈话时注视对方的眼睛是一种礼节。倘若一个人与你交谈时视线飘忽不定，你就难免会怀疑他对你有所隐瞒。

眼睛的周围区域也可以反映内心的活动。主导这个区域的肌肉名为"眼轮匝肌"，这是一块不随意肌，也就是无法通过意识来控制、不能随意活动的肌肉。由于它的存在，一个人无论再怎么努力地挤出笑容，都可能会给人以"眼睛没有笑意""眼神冰冷"一类的印象。

在眼睛所传达的这些信息中，让人意外的是，瞳孔很容易被人们所忽略。更专业地说，应该是"瞳孔直径"。很多西方人的虹膜是蓝色的，对于这种瞳色来说，其他人可以清楚地看到他们瞳孔的大小。然而，即使日本人的瞳仁大多是不易分辨的深棕色，瞳孔大小仍然是一条反映内心的重要线索。

一个充满活力的人，眼睛也会散发光彩。当人们在全神贯注地进行体育活动或是与恋人攀谈时，交感神经系统会占据主导地位，瞳孔便因此而扩大，这就是眼睛明亮有神的原因。

芝加哥大学的心理学家赫斯（Hess）是最早指出这一事实的人。20世纪50年代，赫斯博士开发了一台测量瞳孔直径的设备。实验后他发现，当人们看着喜欢的事物时，瞳孔的确会放大。博士在之后的研究中又观察到，被试者在进行心算时也会有瞳孔放大的现象。在这个案例中，瞳孔放大不再是对于"喜好事物"的反射，而是反映了人们的专注度。实际上，心算的难度越大，瞳孔的直径也就扩散得越大。

随后，哈佛大学的卡尼曼（Kahneman）博士及其团队也参与到了这一系列研究之中。博士团队进行了一场短时记忆实验，要求被试者听几位数字，再在两秒后背诵出来。实验表明，被试者在记忆的整个过程中，瞳孔始终保持放大状态，在回答后便会缩小，并且数字的位数越多，瞳孔直径也越大。

阿姆斯特丹大学的唐纳（Donner）博士及其团队测量了人们在做出决策时的瞳孔直径，并在上个月的《美国科学院院报》（PNAS）上发表了实验结果。这是一项简单的测试，被试者需要判断视频画面中是否有条纹图案，他们的瞳孔会在回答的一两秒之前有所放大。有趣的是，如果答案是肯定的"有"，则瞳孔直径会比回答否定的"没有"时更大。也就是说，当人们在心中描绘一个肯定的回答时，眼神会比否定对方时更加明亮。

在电影《卡萨布兰卡》**❶**中，主演亨弗莱·鲍嘉（Humphrey Bogart）有一句经典台词："Here's looking at you, kid."（我一直注视着你，姑娘。）**❷**这句台词高居"美国电影100句最佳台词"榜单的第五名。台本的原文中并没有这句话，想必这是主演鲍嘉的创作吧。这句台词在日本被翻译为"敬你的眼眸"，堪称名译。在我看来，这句日译远比原文更加优美隽永，毕竟当心灵给出了肯定的回答时，眼眸自然会璀璨生辉。

3　幽默的人自我评价更低

各位读者对自己抱有怎样的印象呢？相信每个人心里所描绘出的"个人画像"都不尽相同，但在众说纷纭的背后，似乎存在着某种普遍的趋势。

康奈尔大学的邓宁（Dunning）博士和克鲁格（Kruger）博士正

---

❶《卡萨布兰卡》(*Casablanca*)，又译《北非谍影》，1942年的美国爱情电影。该片讲述了二战时期，主人公面对感情和政治的矛盾难以抉择的故事。——译者注

❷ 此处为笔者译。本句台词是男主角对女主角表达爱意时所说，同时又是一句固定的祝酒词，大意为"敬你一杯"。目前流传最广的中文字幕版本中，此句译为"永志不忘"。——译者注

在开展相关研究。其中一项研究内容是对人们鉴赏笑话的能力进行调查。理解笑话背后的幽默感，需要我们具有丰富的知识和精妙的智慧。实验以65名大学生为对象，要求他们读30则笑话，并对搞笑的程度依次打分。如此一来，只需统计一下分数，便能判断出参与者是否真正理解了幽默的妙趣。

实验的同时，研究人员还询问了参与者这样一个问题："你认为自己的幽默感在同龄人当中排在什么位置？"

调查结果表明，越是幽默感差的人，自我评价反而越高。成绩排在最后25%的人，平均的答案是"排在前40%左右"，高估了自己的位置。另一方面，成绩排名前25%的人却回答"排在前30%左右"，略微低估了自己。

也就是说，越是能力不足的人，越有可能误以为自己有能力。这就导致了每个人实际的能力差距比人们所想象的个体差异还要大。这种情况是普遍存在的，不只局限于幽默感知力，从逻辑思维能力到平常的学术考试中都能看到类似的现象。

当然了，仅仅凭借着这个事实，我们还无法判断一个人是因为能力差才会无法客观评价自己，还是因为无法客观评价自己才导致了能力差。但博士们深入展开更为详细的研究后，做出了如下推测：

①能力低下的人，正是由于能力不足，故而认识不到自己的真实水平之低；

②能力低下的人，对于他人的技能也无法正确评价；

③正因如此，能力低下的人往往会高估自己。

这一现象在心理学领域获得了广泛的认可，并以发现者的名字命名，被称为"邓宁-克鲁格效应"（Dunning-Kruger effect）。

该效应的有趣之处在于，许多初次听说"邓宁-克鲁格效应"的人都抱着事不关己的态度："世上确实有高估自己的人呀，我还能具体说上来几个呢。"相信不用说大家也能猜到，这也属于"邓宁-克鲁格效应"中的一种，即所谓的"偏见盲点"❶。

博士团队的一个很重要的发现是：即使是能力不足的人，只要经过训练，也能意识到并反思自己以往的缺陷。也就是说，能力不足者并非真的无能，他们只是在当前还不太成熟，还有成长的空间。总而言之，"邓宁-克鲁格效应"是一种自然的心理倾向，它存在于任

---

❶ 偏见盲点（bias blind spot），指人们更容易发现别人出现的认知偏见，而忽略自己存在的认知偏见。——译者注

何领域，并且在初学者当中更容易出现。

这么说来，"盲目自信"也可以看作是一种驱动力，它能够激励一个人开拓自己未来的潜能。也许对于这样的人来说，推翻他们的"误解"、挫伤他们的棱角，未必是最佳的引导方式。

4　太新颖的想法总不被理解

太新颖的想法不靠谱！美国西北大学的琼斯（Jones）博士及其团队在上个月的《科学》（Science）期刊上公布了一项研究，有力地证明了这条人人都有所体会的经验法则。他们通过详细调查过去发表的1800万篇科学论文，对新发现的创新性和影响力之间的关系展开了研究。

人们在评价一篇论文时，很难判定它在学术上的发展趋势和价值。如何才能排除主观臆断，判断文章是创新的还是保守的呢？博士团队用一种开创性的统计方法规避了这个问题。具体的计算方法涉及了数学专业领域，本文在此仅解释一下基本的概念。

研究者在撰写科学论文时，必然会引用以前的论文。专家们标明引用文献，也就相当于回答了一系列的问题，例如，自己的研究延续了过去的哪些学术成果？借助前人的学说，又收获了哪些新的发现？

因此，琼斯博士团队将目光投向了论文结尾的"参考文献"。如果在一篇新论文中多次引用到某篇过去的论文，那么该研究就会被认定是一个"普遍的发现"。这是因为，任何人只要读了那篇旧论文，都能轻易想到类似的构思。

另一方面，如果一篇论文的引用文献是从未有过的新奇组合，那么这篇文章就可能被判断为"含有新的观点"。博士团队就是这样发明了一套客观的指标，对每篇论文的创新性和保守性进行了量化。

接下来说到论文对后世的影响，这一点则可以通过它被引用的次数来考量。被引用的次数越多，也就意味着文章中的发现对于之后的学术界越重要。

调查结果显示，科学论文普遍都是保守派。通常提到"研究"这个词，或许会给人一种想法新颖、独树一帜、稳步前进的高大印象。但实际的研究生活其实是非常朴素的，每天都在重复的实验中度过。作为一个在实验室第一线的科学工作者，我也能理解这一结果。

另外调查还发现，独立进行的研究往往比团队进行的研究更加保守。由于一个人在思考时更容易陷入"一根筋"的思维模式里，所以对于这个结果同样也能够理解。

研究结果中出人意料的一点是，对后世影响较大的论文不仅在创新方面得分较高，它们的保守性也非常强。换言之，创新性与保守性并不是相反的两个向量，而是可以作为独立的因素共存。二者之间的平衡共生，或许就是伟大发现的秘诀所在吧。

实际上，如果从创新性的分值来看，排在前10% ~ 15%的论文对后世的影响最大，而创新度在这之上的论文反而影响力较弱。想必是因为一篇论文如果一味追求创新，便会难以被大众所理解，从而沦为自说自话之作吧。

琼斯博士团队表示："无论是牛顿的万有引力还是爱因斯坦的相对论，其中所使用的数学原理本身就是被当时的学界广泛接受的理论。达尔文的进化论也是基于犬类和鸟类的自然选择，同样是当时广为人知的知识。"

原来如此。所谓划时代的发现，其实只是在传统的思想之上多加了一点调味料而已。我们当代人的思考，的确都是由前人的思想碎片拼贴而成的。人类的思想不可能无中生有，必然先存在一个扎根发芽的点子，才会有开花之后的硕果。

文章写到最后，就引用我突然间想到的一句话吧："人们对自己的思考持两种态度。同样是遵循着先人走过的路，一流者会指出先人的足迹，二流者却忘了自己身居何处。"

咦，这句话是出自谁之口来着？在哪里读到的？或是谁转告我的呢？看来我也"忘了自己身居何处"，惭愧惭愧……

5　好事不出门，坏事传千里

生活中，人们会依据道德的标尺来判断是非善恶。然而，若想准确测量道德的影响力究竟有多大，却出乎意料地困难。

之所以如此，是因为迄今为止关于道德的大部分研究都是在实验室内进行，也就是在非自然的状态下展开调查的。

比如说，道德测试中经常会问到一道"电车难题"（trolley problem），题目是这样的：在一辆失控的有轨电车前方有三个人，这三人面临着被碾压致死的危险。在你眼前，有一柄可以切换电车轨道的拉杆，只要你扳下它，电车就会转向另一条轨道，而这条轨道上的一个人会被碾压。现在，你会扳动拉杆吗？

不管横看竖看，这道选择题都太脱离现实了。更何况回答者还身处实验室里，与心理学家相对而坐接受问询，这样的设计本身就非常不自然。学校的品德课也是同理，在教室里学生还要承受老师打分的压力。在这种奇怪的场景下，是不可能观察到自然的道德行为的。

科隆大学的霍夫曼（Hofmann）博士及其团队向这个道德研究中的难题发起了挑战。博士团队招募了18岁至68岁的1252名参与者，从9点到21点之间随机抽选了五个时间点，向他们的手机发送指令，要求他们报告自己在过去一小时内是否采取过、参与过或是耳闻目睹过任何道德的行为（善行）或不道德的行为（恶行）。通过分析这些从日常生活中收集而来的数据，研究人员能够更加接近平日里道德的实态。统计结果显示，在29%的报告中，参与者表示自己接触了与道德有关的行为，占比之高超乎意料。从详细的数据当中，我们还能发现一些更加有趣的事实。

如果着眼于"本人采取的行为"的次数，善行是恶行的两倍以上。然而在谈及他人的行为时，"目睹"和"接受"的善行及恶行次数基本持平。简而言之，在个人行为的报告里，善行的比例异常高。大抵是因为人们往往愿意积极地炫耀善行，同时又很难诚实地坦白作恶吧。另外就是，人们也有可能根本没有察觉自己犯下了恶行（例如，关闭电梯门时没有注意到视障人士正想赶上电梯，或是在乘坐满员的电车时没有发现自己的包妨碍了周围的人，等等）。

通过进一步解析数据，一些已被提出的心理学效应也得到了证实。例如，人们在受惠于他人的善行后更有可能对他人行善（善行传染效应），还有人们在行善之后更容易作恶（道德许可效应），等等。

此外，在从他人口中"听闻的次数"当中，恶行几乎是善行的两倍之多。也就是说，好事不一定能出门，坏事更容易传千里。虽然每个人都隐隐约约明白这个道理，但这还是史上第一次具体地得出"两倍"这个数字，因此这份数据资料具有宝贵的意义。

在所有解析之中，最令人意外的是虔诚的宗教信徒与无神论者的行善次数，二者之间竟没有差别。这说明道德与宗教毫无联系。另外，我们也发现了两者之间的差异——虔诚教徒"听到负面传言的次数"比无神论者少。霍夫曼博士团队把这一现象的原因归结为"虔诚教徒处于集体之中"。意思是，宗教人士倾向于聚集在一起，所以他们不太传播闲言碎语。也许这才是宗教的真正作用。归根结底，宗教信仰并不能驱使一个人行善，它不会给人带来积极的良知，但可以告诫人们"不在背后说人是非""不给他人拖后腿",使这些消极的良知发挥作用。

6　莫为了"规矩"而"规训"

教育方法大体可划分为两种:一种是用"规矩"来限制行为,另一种是培养"自发性"并提高行为的积极性。哪一种才是更好的教育方法呢?的确,后者听起来更加温和。然而我却认为,教育并不能仅仅靠后者来实现。

打个比方,想象一下出门的场景吧。"打开门"是一个自发性的行为。猴子或猫咪只需要观察饲养员的行动,即使不接受人为训练也能自然而然地学会"开门"的动作。也就是说,培养自发性的教育是有效果的。

然而你见过出门之后再把门关上的动物吗?通常情况下,它们只会任由大门敞开,直接离去吧?

这就对了。"关门"的行为并不能自然习得,因为关门其实是一个社会共识,相当于一种礼仪;对于大脑来说,这本来就是不自然的动作。

关闭房门、收拾玩具、刷牙漱口……要想习得这一类行为，"规矩"是不可或缺的。

制定规矩也大体存在两种方法："夸奖"和"训斥"。用专业术语来说，二者分别被称为"强化"和"弱化"。

那么，这里就要提出一个问题了：强化和弱化哪种方法更有效呢？

我平日里经常训练实验鼠，在这一过程中深切地感受到了强化和弱化的差异。比如说，若要教老鼠在迷宫的岔路口向"右"走，如果是由作为读者的你来训练的话，你打算怎么做？

我们可以想到几种方法。其中一种是在右侧岔路的终点放置一块巧克力（注：比起奶酪，老鼠更喜欢巧克力），这个教育方法对应的是"强化"；另一种方法是用电击或者猫的气味来惩罚左转的老鼠，对应着"弱化"；或许还有人会采用强化与弱化结合的方式，也就是混合的教育方法，做对了就予以奖励，做错了就施加惩罚。

通过实验，我们很容易就能感觉出来哪种方法的效果更好。只使用强化方法时，老鼠的学习效果是最佳的；其次较有成效的是强化与弱化结合法；只采取弱化方法时，基本上无法成功训练老鼠的行为。

也就是说，规训是不可取的。原因很简单：规训会降低受教育一方的探索意愿，即削弱"自发性"。如果不能迈出第一步，自然也就无法开始学习了。鉴于这一观点，我们可以认识到：文章开头提到的"制定规矩"和"培养自发性"其实并不是不相关的教育方法，而是前者包含了后者，二者共同构成了不可分割的教育形态。

总之，强化（奖励）比弱化（惩罚）的学习效果更好，这一点非常重要。在这个前提之下，下一步我们就该探究如何给出奖励了。是不是只要奖励给到位了，不管采取什么方法都无所谓呢？

哈佛大学的万斯来（Wamsley）博士及其团队在上个月发表了一篇富有指导意义的论文。博士团队要求65名年轻人练习一款3D迷宫电视游戏，并测试他们第二天的记忆水平。在这场实验中，研究人员给第一天的学习附加了三种不同的条件：

①只要游戏成功，玩家就能得到相应的酬劳；

②玩家在最开始先得到固定金额的酬劳，之后每次游戏失败都会从中扣钱；

③没有酬劳。

实验表明，成绩最佳的是第①项学习方法，这一结果想必不出大家所料。有趣的是②和③之间相比较，竟是第③项的成绩更好。在第②种情况中，尽管玩家最后能获取酬劳（从这个意义上来说，②和①本是相同的条件），反而得到了较低的成绩。换言之，并不是只要存在奖励，它就一定会发挥"强化"的功能。如果人们只能得到做减法之后的"余额"，奖励反而会起到"弱化"的作用。

有观点认为，部分日本人不擅长英语的一个原因就是"英语被列入了考试科目"，在考试中，一旦学生犯了语法或拼写错误就会被扣分。这种教育建立在做减法之上，然而语言的本质是以"快乐交流"为宗旨的加法，二者之间大相径庭。这样一来，也就难怪有的学生会丧失学习英语会话所必需的"自发性"了。

7　"幻灭"的婚后生活

结婚是世界上最幸福的事，充满了新婚眷侣的憧憬与希望。然而，对于许多夫妻来说，当初的那些积极和乐观，逐渐走向了不满与绝望……

佛罗里达州立大学的麦克纳尔蒂（McNulty）博士及其团队于上个月的《科学》期刊上发表了相关研究，在论文的最开始就指出了这个赤裸裸的事实。

曾经在美国有过这样一项调查："你从结婚当中所获得的快乐，相当于你的年收入增加多少所获得的快乐？"统计得到的平均数据是增加到4倍。目前，日本男性的终身未婚率已经超过20%（注：女性的未婚率为11%），如果你想一生不婚，则需要赚取四倍的收入才能填补缺失的快乐。

但是这里还存在另一个问题：新婚时的幸福会一直持续下去吗？开头所提到的论文对这个问题展开了探讨。麦克纳尔蒂博士团队对135对新婚夫妇进行了为期四年的跟踪调查。

首先是态度调查。被试者需要从两个含义相反的词语中选出他们对于婚姻的印象，例如"满意对不满""好对坏"等等。这个模块包含15个问题。经统计，人们对婚姻的印象在新婚时是最好的，之后就会迅速变差。

这项事实在过去的其他统计中就已经为人所知了，此处可以说是再次得到了验证。在这次的研究当中，麦克纳尔蒂博士团队注意到每对夫妻结婚后的变化有很大的差异，也有一些夫妇的关系并没有恶化。这背后的关键是什么呢？博士团队究其原因，关注到了潜意识里的好感度。

　　研究人员向新婚夫妇们展示了各种各样的照片，观察他们瞬时的印象。照片是一闪而过的，只持续0.3秒。之后被试者要根据自己对照片的印象，尽可能快速地选出两个接近的词语。在这种需要瞬间反应的状况下，人们无法说谎，真实的内心就会自然地显露出来。

　　其中一些照片是与被试者的伴侣有关的。只要统计一下选择的词语和选择时花费的时间，他们潜意识里对伴侣抱有怎样的印象也就水落石出了。

　　调查表明，潜意识里对伴侣怀有负面情感的夫妻在婚后关系会恶化。反之，有主观意识的好感度并不是决定婚后关系的关键。新婚生活的幸福程度与潜意识里的喜欢或厌恶毫不相干。换句话说，刚结婚时的夫妻还没有意识到"彼此的心底其实并不相爱"的事实。

　　据说现在每三对新婚夫妻中就有一对离婚，每年日本约有23万对夫妻离婚，算起来约每两分钟就有一对夫妻的婚姻关系走到尽头。也许会让人觉得意外的一点是，相亲结婚比恋爱结婚的离婚率更低。这可能是因为，热情似火的爱情反倒会诱使人们还没看清对方的本质，就先一步迈进了婚姻殿堂。

　　此外还有一个广为人知的现象是，同样是恋爱结婚，一见钟情比日久生情的离婚率低。一见钟情，是不计得失、抛开一切，仅仅依靠潜意识来判断自己的喜恶。从这一点来看，这与麦克纳尔蒂博士团队的调查结果非常一致。

博士团队进一步分析数据，得出了结论："如果一个人对伴侣抱有潜意识里的好感，那么即使他后来发现了刚结婚时并不知道的对方的缺点，也往往会选择忽略。"原来是这个道理，我想起了英国神学家托马斯·富勒（Thomas Fuller）的一句名言——

结婚后，就睁一只眼闭一只眼吧！

8　意义非凡的选择行为

一个简简单单的选择游戏，就可以揭示出不可思议的人类行为原理。举个例子，试着想象这样一个二选一的游戏：你要在A和B之间做出选择，选中其中一个可能中奖100日元（约6元人民币）。二者所设定的中奖概率是不一样的，A是75%，B是25%。参与者需要连续选择200次。

研究人员并没有告知参与者具体的中奖概率。他们想知道人们是如何在缺乏信息的情况下进行决策的，并观察到了一些十分神奇莫测的事实。下面，让我们一起来看看威廉与玛丽学院的帕克里萨努（Paclisanu）博士及其团队的实验结果吧。

在游戏刚开始时，参与者会同时尝试AB两种选择，反复试错。试着试着，人们就能感觉出A和B的中奖概率不同了。重复进行100次后，策略就基本确定了下来，后100次的选择会趋于稳定。大部分人选择A的概率为75%，选择B的概率为25%。多么神奇，选择的概率和中奖的概率完全吻合！

参与者并不会在游戏过程中计算统计分布来推断中奖率，他们更有可能是遵循着隐隐约约的直觉来做出选择的。尽管如此，选择的结果还是准确无误地和实际的概率达成了一致，这让我再一次忍不住叹服：大脑着实是一个了不起的东西。

在上文中，我们只讨论了人类的大脑。换成其他的动物，就又是另外一番情况了。例如，如果对实验鼠进行同样的二选一测试，老鼠基本上每次都会选A。从它们认定了A目标就一条路走到黑的表现来看，老鼠的行为非常单纯。

然而，我们切不可轻蔑地认为"老鼠大脑小，所以决策简单"。思考一下，人类和老鼠哪一种策略得到的奖金更多呢？在总共200次的选择中，让我们来算一算策略确定下来之后的后100次的中奖金额。

老鼠这种策略获得了"75%×100×100日元"，也就是7500日元（约410元人民币）。另一边，人类的结果是"75%×75×100日元＋25%×25×100日元"，所以仅能拿到6250日元（约340元人民币）。事实是，老鼠的方法反而赚得了更多奖金。

在人类之中，幼童也会采取和老鼠相似的策略。3岁幼童有90%的概率选择A。随着年龄的增长，人类的行为会逐渐变得不合逻辑，成绩也随之变差。

成年人做选择的依据，简单来说就是"情绪主义"。由于他们对失败抱有强烈的回避心理，所以无法一直选择A。即使A选项的中奖概率更高，但也有失手的可能性。成人的大脑无法忽略这个小小的受挫，就不由得选择了另外一个B选项。令他们更为混乱的是，B偶尔也确实能够中奖，最终就导致了人们在A与B之间取舍两难。

当然了，我们不能片面地低估这种情绪主义的作用，因为在现实的环境当中，条件并不是恒定的，而是有可能逐渐发生变化的。尽管此时此刻的上策是A，但也许不知不觉中B的概率就更高了。如果这是一场性命攸关的重要抉择，那么按老鼠那种100%认准一项的选择策略，则有可能会遭受全军覆没的危险。

这样一想我们就会明白，即使是看似不合理的人类的选择行为，其中也包含着重要的意义。人们低效率的举动，也许是在进化过程中有意发展而来的选择。

所以，有些人的身上虽带有无厘头的笨拙木讷，但他们并不会作为"令人讨厌的不和谐音"而被集体排除在外，稚拙的性格有时反而会给他们带来可爱的"人情味儿"，那是一种绝妙的魅力。

9　越忍耐，越难耐

真诚、耐心、正义、道德、善良、自律……一个"善"字，构成了人类社会性的根本。在我们心中，是否存在着取之不尽用之不竭的"善"呢？接下来，本文就为大家介绍几项相关的验证实验。

首先，从凯斯西储大学的鲍尔斯特（Baumeister）博士及其团队的实验说起吧。博士团队要求实验参与者观看一段6分钟的喜剧，随后用全力抓握一个握力测试仪。研究人员记录下了他们持续发力的时间。

实验设置了两个组别，其中一组的要求是在观看喜剧时尽情大笑，另一组则被要求忍住笑意。那么，哪一组在握力测试中的耐性更加持久呢？

　　正确答案是可以笑的组别。而忍耐笑意的另一个组别，发力的时间减少了20%之多。实验进一步深入，发现不仅仅是憋笑时，再比如当实验参与者需要忍住不吃眼前的巧克力时，他们保持抓握的时间也同样会缩短。

　　也就是说，在一件事上的忍耐，会削弱人们对于另一件事的耐心。

　　更有趣的是，比起需要"6分钟内一直联想北极熊"的参与者，被要求"6分钟内不能想到北极熊"的参与者在坚持抓握时的时间更短。集中精力思考显然是一个需要额外消耗能量的任务，但集中精力"不去思考"，所损耗的精力远远更多。

　　关键点就在于这个"损耗"的概念。自制力和意志力都是有限的资源，从这个意义上来讲，它们和肌肉力量是相似的。肌肉会随着使用而逐渐乏力，精神力量也是同理，一样不能无穷无尽地持续产生。当人们努力完成了某件事后，不仅是动力、耐心，甚至有时就连道德观都会变得薄弱——这就是名为"自我损耗"的现象。

　　如果精力受到了损耗，那么之后再思考任何问题都会变成麻烦。我们可以举出很多例子：考试结束后，我们精疲力竭，不知不觉间已然浑身乏力；在一项责任重大的工作结束后的庆功宴上，我们不由得会松懈下来，不小心喝醉酒；节食期间，我们往往会变得易怒；去外国旅行时，我们总是一不留神就冲动消费挥霍一番（因为陌生的土地会给人精神上增加负担，降低人们的判断力）。

自我损耗是日常生活中的常见现象。假如从早上开始工作，人们在下午就会感到疲倦了。哈佛大学的柯查基（Kouchaki）教授及其团队通过一个巧妙的游戏测试了人们说谎的次数，发现下午的说谎频率比上午增加了20%。

一个人在心情好的时候，通常能够具体地指出原因，比如会说"今天发生了某某好事"等等。然而当心情不好的时候，常常连本人都找不到原因，不知为何反正就是觉得心烦意乱。如果遇到这种情况，一定是因为你在忍耐着一些事情，正处于自我消耗当中。

有一种方法可以克服这种自我消耗——补充葡萄糖。

葡萄糖是大脑能量的主要来源。俄亥俄州立大学的布什曼（Bushman）博士及其团队今年四月在《美国科学院院报》上发表了一篇论文，他们对血糖值和烦躁感之间的关系展开了调查（神奇的是，量化烦躁感的方式是计算人们"在诅咒娃娃上扎了多少根针"）。

研究表明，血糖值越低，人们就越易怒。通过补充葡萄糖，他们的自制力也的确得到了充分的恢复。

肚子一饿就会生气的背后也是同样的原理。大脑在能量不足时，人们的忍耐力会降低，脾气便因此变得急躁。如果你要和上司讨论一个难度较大的议案，或许把时间定在餐后可以得到更好的回应。

最后再顺带提一个现象：众所周知，年轻人更容易自我损耗。成年之后，肌肉力量会随着年龄增长越来越弱，忍耐力却似乎与之相反，会在岁月的打磨下愈发坚韧强大。

10 吃一堑更能长一智

吸收一切知识、快速学习记忆——这似乎代表着人们对于"聪明的头脑"的典型印象。然而事实却并非如此，对于大脑来说，"快速学习、准确记忆"不一定就是理想的状态。

就以记住一个人为例吧。假设你第一次见到某人时，就像拍照片一样迅速且完美地记住了他的面孔、发型，甚至是服装的细节。但是当你再次见到他，他未必仍穿着同样的衣服，发型也可能已经更换了。在这种情况下，即便你用上次的记忆进行核对也对不上号，于是就把他错认为"其他人"了。这样的记忆，是没有实际作用的。

如果你在第二次相遇时对记忆进行修正，重新将眼前的人认定为正确的当事人，那么第一次见面时的记忆就又变成错误的了。

说到底，把我们看到的信息像照片一样精确无误地记录下来，这种记忆在日常生活中是毫无意义的。只因人们在多年的经验累积中，逐渐明白了应该将视线集中在"外表"的哪个部分，才终于学会了正确地认识一个人或一件事物。

通常来说，记忆是很难做到既准确又快速的。我们需要缓慢地、模糊地记忆。如果学习时过于追求精准，在匹配过去的记忆时就会出现分歧，我们也就无法捕捉到事物的"共性"了；如果学习时过于追求速度，则可能被表面的信息所迷惑，而无法深入了解其背后的"本质"。计算机只需要一个保存的指令，就能完美地长时间存储大量图片数据。倘若人类也使用这样的记忆方法，恐怕很难掌握事物潜在的普遍性和规则。

有些人在长大后会慨叹："最近的记忆力真是不如从前了。"这并不是记忆能力的退化，而是我们的大脑经过编程之后的积极变化。和精确无误的记忆相比，模糊记忆的运算等级远远要高得多。

如果你做过计算机编程的话，相信你一定能够明白。准确地存储数据很容易，但如果你想用计算机模拟成年人的大脑、重现模糊的记忆，则需要相当于人工智能那种水平的大量复杂的编程。

从逻辑运算的角度来看，人类的记忆力随着年龄的增长逐渐模糊，这绝不是退化。恰恰相反，它是一种进化，这种进化使人们获得了适用性和灵活性的巨大优势。正是多亏了记忆（在积极意义上的）逐年老化，我们才会在岁月沉淀之后能更好地理解事物背后的道理。

下面再来介绍一下约翰斯·霍普金斯大学的赫兹菲尔德（Herzfeld）博士及其团队在这个月的《科学》期刊上发表的研究。他们的实验简单运用了"大脑从失败中学习比从成功中学习的效果更好"这一原理。

伸手拿到面前的一个杯子，本身是一件轻而易举的事情。但实验人员给被试者戴上了特殊的眼镜，将他们的视野右移了10厘米，被试者伸出的手也就会向右边错位。然而，大脑却非常聪明。由于大脑在随时修复错误，它会纠正人们伸手的运动轨迹，因此尽管过程中有所偏离，最终也都能正确地够到杯子。

经过反复练习，被试人即使戴着眼镜，也能在没有偏离的情况下通过最短路径够到杯子了。他们习惯了右移的视野，能够若无其事、应付自如地生活。

有趣的是，当被试者适应了戴右移眼镜的生活之后，就算再换成相反的左移眼镜也可以迅速顺应变化。

还有更重要的研究发现：实验人员进一步训练他们的伸手行为，按照随机的顺序为被试者更换右移、正常和左移的三种眼镜，被试人仍然能够准确掌握不同情况下的最佳路径。但是由于人们并不知道自己正佩戴着哪种类型的眼镜，所以失败的次数难免会增加。在这个过程中，人们必须放"慢"学习的速度。

这正符合了本文开头所说的话——记忆在缓慢、模糊地学习时才有意义。只有这样，大脑才能通过"吃一堑"，更好地"长一智"。

赫兹菲尔德博士及其团队从这一系列实验数据中得出了结论："大脑会用当下的失败对照过往的失败经历，丰富并深化认知，从而不断进步。"这真是一句意蕴深长的话语。

读完这篇论文后，我想起我的恩师曾经说过："所谓专家，就是尝尽了这条道路上的每一种失败的人。"归根结底，大脑的学习是一个排除法的过程。

我并没有失败，我只是发现了一万种行不通的方式。——托马斯·阿尔瓦·爱迪生（Thomas Alva Edison）

11　大脑会轻视看不到的对手

我曾在访问黎巴嫩时，远行前往叙利亚的边界。在以沙漠为主的中东地区中，这块区域是一片罕见的肥沃高原，自公元前12世纪的腓尼基文明以来繁荣至今。我参观的地点是巴勒贝克遗址，这座古迹建立于继腓尼基时代后的罗马时代。

在这片遗迹里，最令我震撼的是支撑着朱庇特神庙的三块巨石，它们被称作"三石"。倘若放眼全世界，巨石文化绝不算少见，古埃及文明和印加文明中都使用了惊撼世人的巨石。然而，巴勒贝克的巨石却更加非同凡响。它有18米长，宽和厚均为4米左右，重达970吨，是世界上最大的建筑石材。

从采石场的石山到遗迹之间，约有1千米距离。古人是如何运输的呢？那个时代的运输方法通常是把货物等放在木料上，再用绳子拖拽。但要想搬动这块巨石，需要足足15000人！如何才能部署这么多的人？姑且算是有可能，又哪里存在能负担如此重量的绳索和木料呢？即便是借助现代最顶尖的土木工程技术，人们也一致认为运输这样的巨石是无法实现的，更何况是把它们垒起来。

顺便一提，从采石场开采出了2000吨的巨石，不过半途就被弃置了。想必当时的人们也实在是无法搬运吧。

我还有幸见过其他的一些绝世珍品，它们也同样让我惊叹古代技术水平如此之高。其中一件是在雅典国家考古博物馆看到的"安提凯希拉机械装置"。人们首次发现这个齿轮装置时以为它是一件玩具，并没有重视，后来才知道这其实是一台用于计算天体运行的计算机。它不仅可以计算闰年和月相，甚至还能预测行星位置、演示日食月食。安提凯希拉机械装置的诞生要追溯到哥白尼提出地动说的1600年之前，它是古希腊的一件杰作。

另一个奇迹更朴素一些，是我在哥斯达黎加国家博物馆见到的"石球"。这些古代的石头大小不一，几乎都是"标准的球体"，其中的大球重达25吨。古人究竟是用怎样的技术制造出了这么精确的完美球体呢？我们不得而知。岂止如此，就连这些石球最初被创造出来的原因都是一个未解之谜。真是不可思议的遗物。

美国作家伊万·桑德森（Ivan T. Sanderson）把这种超越时代的出

土文物称作"错位文物"（out-of-place artifacts）（注：这不是一个正式的学术术语）。我很喜欢看着这类文物，在脑海中描绘古代的技术和生活的图景。

然而，某一天沉浸在天马行空的想象中时，我突然意识到了什么。我之所以会赞叹佩服这些错位文物，其实是基于一种卑劣的优越感，背后是对古人的轻视心理："当时不可能存在那样的技术。"

古人也和我们现代人一样，都是智人。他们理应也有着同样的大脑、同样的灵巧、同样的创造力。我们并没有判断古人比自己"低劣"的根据。

这就是大脑的一个毛病——容易轻视看不到的对手。

日本准备袭击珍珠港时，美方留下了这样的记录："我们以为，那些矮小又穷困的人不可能越过大洋进行空袭。"结果美国没有吸取当年的教训，2001年又遭受了同时发生的多起恐怖袭击事件。专家们似乎万万没有料到，极端分子能够实施如此规模庞大且布局缜密的恐怖袭击。

这种轻视他人的倾向，也普遍存在于离我们更近的日常生活之中。例如我在上小学的时候就觉得，跟我自己班里的同学相比，隔壁班的学生既没有个性又平庸。这就是名为"外群体偏见"的大脑的癖性。轻视看不到的对手，可以说是人脑本质上的一个毛病。

说到底，"错位文物"这个词的存在，本身就是我们居高临下、夜郎自大的证据。如果人们想要跨越地域和时代互相理解，首先必须认清自己的心。

12 如何善用"诱饵效应"

水果店里有苹果正在出售，分为A和B两种套餐，其中苹果的品质都相同，但个数和价格不同：

A：20个3000日元（约165元人民币）

B：30个4000日元（约220元人民币）

想必人们会做出因人而异的选择吧。想买更多苹果的人大概会选择B套餐，手头预算有限、想花费较低总价的人则可能选择A套餐（尽管B的单价更便宜）。

现在，这家水果店的老板希望顾客们尽可能多地购买B套餐，以增加销售量。如果是你，你会怎么做呢？

最简单的方法就是提供一个新的选项C。我们可以想到很多方案，举个例子：

A：20个3000日元（约165元人民币）

B：30个4000日元（约220元人民币）

C：25个4500日元（约250元人民币）

在这三个套餐里，你更想购买哪一个？众所周知，在这种情境下，选择B套餐的比例跟之前二选一的情况比起来会有所提升。

首先我们要确定的是，基本不会有人选择C套餐。C套餐无论是数量还是价格都不如A和B，也就是说无论有没有C套餐，都无所谓，它并不会作为顾客选择的目标。然而，C套餐却会间接地影响其他选项，改变顾客的购买倾向。这是为什么呢？

仔细观察一下我们就能明白。一方面，B套餐不仅量更大，价格也便宜，从两个方面都优于C套餐。另一方面，A套餐虽然价格比C实惠，但数量上还是C更多。换言之，B套餐在各方面都胜出C套餐，A套餐跟C相比只占一部分优势。最终以新加入的选项C作为参考标准，B套餐得以获得顾客的青睐。如此这般，人们的行为由于插入了一个乍看之下毫无意义的选项而发生改变，这就叫作"诱饵效应"。

问题又来了：如果和之前相反，你想让顾客多购买A套餐，以增加单个苹果的利润，那么又该怎样增加选项呢？

现在已经明白了原理，再回答这个问题就很容易了。我们再重新设计一遍套餐，比如说：

A：20个3000日元（约165元人民币）

B：30个4000日元（约220元人民币）

C：15个3500日元（约193元人民币）

可以想到诸如此类的方法。跟新的选项比起来，这次在数量和价格两方面都胜出的就变成了A套餐，B套餐则输在了总价上。实验对这个说法进行验证，证实了A套餐的销售额的确增加了。

麻省理工学院的艾瑞里（Ariely）博士及其团队开展了一场销售实验，在实验中巧妙地利用了诱饵效应。博士团队要求工商管理专业的学生定期订阅英国杂志《经济学人》，分为电子期刊和纸质期刊两种选择，价格设定为：

仅电子期刊59美元（约373元人民币）

仅纸质期刊125美元（约790元人民币）

纸质&电子125美元（约790元人民币）

这样一来，84%的学生都选择了同时购入纸质和电子刊物。这确实给人一种"捡了便宜"的感觉。然而：

仅电子期刊 59 美元（约 373 元人民币）

纸质＆电子 125 美元（约 790 元人民币）

如果换成这样的两个选项，同时购入纸质和电子刊物的学生数量则骤降到了 32%。读到这里，相信读者们已经明白了："仅纸质期刊"就是那个诱饵选项。

人类的选择并不讲道理，反而出乎意料地感性化，有时会很不合逻辑。类似的销售策略在我们身边也经常能够看到。比如，在餐厅的菜单上：

咖喱饭 1000 日元（约 55 元人民币）

特制咖喱饭 1500 日元（约 82 元人民币）

比起只给出这两种选择，我们再看下面这种选择：

咖喱饭 1000 日元（约 55 元人民币）

特制咖喱饭 1500 日元（约 82 元人民币）

极品咖喱饭 3000 日元（约 165 元人民币）

加上一个诱饵选项，就有更多顾客选择特制咖喱饭了。

13　使用安慰剂效应是好是坏？

"大脑功能增强头盔"终于被发明出来了！它的问世让人不禁欢呼：这就是人们梦寐以求的未来机器啊。布鲁塞尔自由大学的马加良斯（Magalhaes）博士及其团队在上个月公布了这项成果。虽然目前只在特定的试验中进行了测试，但它似乎确实是有效果的。

博士团队进行的是斯特鲁普色词测验（Stroop Color-Word Test）。以一个问题为例，请回答下列汉字是用什么"颜色"书写的？

1.白

2.黑

回答者稍不留意就可能被文字的表意所迷惑，正确答案是"1.黑色，2.白色"。若要忽略汉字，答对文字的颜色，需要强大的注意力。即使人们认真答题也还是有平均4%的可能性出错（注：实际的斯特鲁普测验所采用的颜色是红、蓝、绿等色彩）。

马加良斯博士团队发明了一种电子头盔，用以提高人们在斯特鲁普试验中的成绩。研究人员在28名志愿者身上进行测试，发现仅仅是将头盔戴在头上，就让错误率从4%降到了2%。

　　读到这里，不知大家是否已经觉察到了，博士团队的头盔其实是假的。世上不可能有这种人人求之不得、轻易就能增强大脑功能的装置。研究人员只是为被试者戴上了普通的医用脑电波仪，谎称"这是一台新研发的设备，我们已经证明了它有增强大脑能力的效果"。仅仅是这样，被试者的成绩就得到了提升。与之相反，如果研究人员告诉被试者"使用这台装置会扰乱大脑，降低你的成绩"，分数则有所下降。

　　只要相信专家的话，就能让其成真——这种现象就叫作"安慰剂效应"（placebo effect）。这一效应在医学上获得了广泛的认可。如果患者信任开处方的医生，那么即使开的是假药，也能发挥实际的药效。要想用安慰剂效应来治疗骨折或脑出血这种严重的情况，确实是力有未逮；但对于抑郁症和疼痛、记忆力和动力等与心理因素有关的症状来说，安慰剂效应往往能够产生效果。

　　安慰剂效应不只局限于医疗用品。约翰斯·霍普金斯大学的斯塔茨（Staats）博士及其团队做了一项测试，记录人们把手泡在凉水里忍受冰冷的时间。结果发现，当实验人员告知被试者"凉水有益健康"后，人们的忍耐时间延长到了两倍。由此可见，安慰剂效应不一定需要特殊的药品或设备，仅仅在口头上对平常的物品施以暗示也同样能发挥作用。

诸如此类的安慰剂效应总是伴随着伦理上的问题——在治疗中使用这一效应，是好还是坏？

一方面，由于安慰剂效应是对他人做出虚假的陈述，它无疑算是一种"欺诈"。不仅如此，假冒伪劣的药品或器材越是昂贵，效应也就越强，所以人们担心这也可能会为非法流通提供温床。

另一方面，也有支持的人认为这个效应确实有效，所以上述弊端不成问题。争论到最后，安慰剂效应成了法律与科学边界上的一座漂泊无定的浮岛。

我把来龙去脉讲给了一位在化妆品行业工作的朋友，对方是这样回答我的：

"化妆品也是同理，价格昂贵是有它的意义的。便宜的化妆品就算和高价货成分相同，作为商品的价值也更低。"

他继续说下去。

"而且化妆品还不能过于好用。假如顾客刚消费一次就变美了，那就没有下文了，商品就卖不出去了。重点就在于，你要让顾客感觉好像确实有效，但又不能真的特别有效果。"

制造物品的是人类，使用物品的也是人类……人类作为拥有心智的生物，注定了彼此之间因立场不同而产生的对立。想必双方的争论永远不会迎来终结的那天。

14 "服务精神"也需适度

我喜欢吧台式酒馆的氛围，有时会独自去那里喝酒，翻着菜单，选择一道和我的酒相得益彰的时令菜肴，享受这份自得其乐的独处时光。

有句俗语叫："样样通，样样松。"对我而言，菜单是否丰富并不是评价一家餐厅的重要因素。比起什么菜都会做的全能厨师，我更中意烹饪每一道菜时都倾注心血的厨师，哪怕菜品的种类不多。

拉面店也是同样。相对于提供大量选择的店，我偏爱那种告诉顾客"我们店只卖盐味拉面"的拉面店。店家的认真与讲究令人信赖，给我一种舒坦畅快之感。

哥伦比亚大学的艾扬格（Iyengar）博士及其团队进行了一项十分有趣的研究，就是跟选项的数量有关。研究团队设置了专门的售货摊位，供顾客试吃和购买果酱。他们在售卖过程中调整了摊位上果酱的种类数量，从而观察顾客的反应发生了怎样的变化。

实验比较了两种情况，一种是销售6种果酱，另一种是销售24

种果酱。

　　不出所料，当顾客经过摊位前时，种类丰富的摊位吸引他们留步的概率更高。大概是因为陈列着五彩缤纷的商品的小摊更引人注目吧？在展示24种产品时，有60%的路人停下来；而在展示6种商品时，人们驻足看商品的概率降低到了40%。

　　然而，顾客实际购买商品的概率竟恰恰相反。在24种果酱的摊位，停留的路人当中只有3%决定购买；与之相对的是，在6种果酱的摊位却有30%的人选择购买。最后的结果是，陈列商品的种类较少的摊位，销售额高出种类较多的摊位将近7倍！

　　艾扬格博士团队从这一实验结果中得出了结论："人们在同一时间内能够处理的信息量是有限的。如果超过了允许范围，就无法做出选择，最终会导致购买欲望本身的下降。"此外数据还显示，在品种较少的摊位上购买果酱的顾客更加满意。这可能是因为，选项的范围缩小后，人们在挑选时就不会有太大的心理负担，从而产生了"顺畅地做出了选择"的体会。

　　这种现象不仅存在于购买行为当中。艾扬格博士团队在大学课堂上也进行了类似的实验，内容是让学生们在社会心理学课上写一篇报告。学生们需要从老师提供的多个主题中，自由选择一个喜欢的题目撰写短文。实验设定了两种情况，其一是提供6个题目，其二是提供30个题目。结果表明，在6个题目的情况下，报告的提交率为74%，而在30个题目的情况下，提交率只有60%。另外，报告的得分也是前者比后者高出了6%左右。

本着"服务精神"的原则，人们很容易就会不由自主地提供更多的选项。也许这样做更有"面面俱到、款待对方"的感觉，但其实这更多的是卖方的一厢情愿。

我是个古典音乐的忠实爱好者。不过不知道是不是因为收集的CD太多，最近我愈发频繁地注意到自己总是琢磨着"今天要听点什么呢"，走到CD架前却怎么也做不了选择，结果最后一曲也没听，一天就过去了。

15　笑对人生乐逍遥

今年我要积极地笑对生活！——我怀着这样的愿景迎来了崭新的一年。俗话说得好："笑口常开福自来。"我相信只要保持微笑，就一定会有好事发生。

之所以立下这样的抱负，只因为我目前的情况正好相反。最近我突然间意识到，我的笑容越来越少了。

小时候的我经常捧腹大笑，甚至感觉自己笑得快要尿裤子了（由笑引起的失禁被称为"压力性尿失禁"）。但最近，我像以前那样发自内心爆笑的次数明显减少了。

当然，我现在也仍然有高兴的瞬间。比如在研究过程中，最激动人心的就是找到新发现的时刻，我只有在这一刻是笑得最开怀的。然而，在我喜迎新发现的同时，心中也确实存在着另一个自己，正在冷静地审视着现实——这一发现将会衍生出哪些新的法则？我应该什么时候在学会上公开？如何构建我的论文才能更好地让论辩对手信服？基于这个发现，我该采取怎样的策略才能更有效地申请到新的研究资金？同事们会不会嫉妒我的发现？……

当所有纷乱的想法在我的脑海中闪现时，我很难抛开一切、不管不顾地欢呼雀跃。也许有人会说"这就是所谓的成长"，但仅仅为了这种理由而遗失了笑容，实在太令人遗憾了。

引发我开始深入思考这些问题的，是苏黎世大学的普拉特（Platt）博士及其团队的一篇论文。这篇文章发表于上个月，围绕着

"Gelotophobia"展开。"Gelotophobia"被译为"被笑恐惧症"。简明扼要地说，它指的就是被人嘲笑时会感到恐惧的人。

根据2012年的一项全球调查，约有7%的人口符合被笑恐惧症的症状。之前我并没有认识到自己有这种情况，直到看到资料显示"被笑恐惧症患者通常不爱笑"，我才察觉我可能符合这个特征。

害怕被嘲笑的人不仅仅是素来不爱笑，而且他们即便是笑了，反应也往往慢一拍，笑的时间也比常人短。最终就导致哪怕是在最开心的时刻，他们所能感受到的快乐程度仍然很低。

另外，难得遇到有人亲切地对自己微笑时，被笑恐惧症患者却倾向于往坏处揣测"他笑容的背后肯定有什么深意"。我对于这一点也是感同身受。

就我而言，这大概和工作类型有关。

我从事的是教育工作，在教学现场"表扬"学生是我工作的一部分。即使学生并没有做到尽善尽美，我也要多少找到几项优点，积极地赞扬他们，因为鼓舞学生不仅可以提升他本人，并且还能有效地活跃教学现场的气氛。一切的要领就在于多说赞美的话。很多时候，我心里其实在叹息着"这个学生理应能做得更好"，嘴上却没有丝毫犹豫地说出了赞美的话。

　　这种半真诚半伪善的生活过久了，下次轮到我被其他人赞美时，我的想法就变成了："对方只是在恭维我罢了。"他人的微笑反而可能会让我感到不自在——这或许是我的一个职业病。

　　研究者们公认，被笑恐惧症患者对于人生的满意度普遍较低。如果因为自己不爱笑就与幸福失之交臂的话，未免太可惜了。既然如此，为什么我们不积极主动地去笑呢？不必像年幼时那样笑到压力性尿失禁，笑到头昏目眩，我们仅仅需要有意识地多多微笑，就能改善生活的质量，何乐而不为呢？

第二章　什么是记忆

1　令人惊叹的趣事往往记得更清晰

　　提起列奥纳多·达·芬奇（Leonardo da Vinci）——因其名画《蒙娜丽莎》而闻名于世的艺术巨匠，大众往往认为他是一位画家。但是，你知道吗？他还是一位"即兴歌手"呢。

　　实际上，达·芬奇是一名才华横溢的音乐家，精通歌唱与里拉琴❶的弹奏。30岁时，他被任命为米兰斯福尔扎宫廷的艺术家，其实也并不是出于画家的身份，而是因为他的音乐造诣得到了认可。当时的文书上顺带记录了他"在绘画方面也有非凡的才能"。也就是说，音乐才是达·芬奇的本职工作，而绘画仅仅是副业。

人们在听说这样的冷知识（琐碎的、偏门的知识）时，常常会发出"咦！"的一声惊叹。了解冷知识是一件趣味横生的事情，更准确地说，不仅仅是如此。这一过程非但有趣，而且对记忆力也有好处。越是我们所感兴趣的知识，我们会记得越清楚。

"为什么感兴趣的事物更容易给人留下记忆呢？"加利福尼亚大学的格鲁伯（Gruber）博士在本月的《神经元》（*Neuron*）期刊上发表了一篇论文，文中对这一问题进行了调查。

博士团队的调查结果显示，"人们容易记住感兴趣的'对象'"——这个观点从严格意义上来讲似乎并不正确。下面我将展开详细的说明。

研究人员准备了112道冷知识问答题，例如"日语词汇'幕间便

---

❶ 西方最早的拨弦乐器，别名诗琴、弦琴。——译者注

当'●的词源是什么？""新干线开通时的日本首相是谁？"等问题。参与者需要评价每道题目的"有趣程度"，也就是要对自己"对答案的求知程度"进行打分。答案会在10秒后揭晓。

在一系列实验完成后，研究团队测试了参与者们对于问题答案的记忆程度。由于他们一次性获取了庞大的知识量，所以不可能记住全部答案，但是如果是参与者感兴趣的问题，他们回忆起来的概率高达71%。与之相对的是，不感兴趣的问题正确率则只有54%。数据表明，人们的确对感兴趣的事物记忆更深刻。

格鲁伯博士团队在实验中设置了一个构思巧妙的环节：在冷知识问答题显示出来之后、答案揭晓之前的10秒钟等待时间里，屏幕上会额外放映一张面部的照片，这一过程将持续2秒。照片来自各种各样的人物，与问答题目没有任何关联。随后，等到所有实验结束，研究团队对参与者们进行了一次突击检查，测试他们还记得多少之前所放映的面孔。

实验发现，参与者更容易回忆起在感兴趣的问题之后放映出来

● "幕间便当"，内盛带芝麻的饭团和简单菜肴的日式盒饭，最初是戏剧幕间休息吃的东西。——译者注

的面孔照片，比不感兴趣的情况多出了4%。尽管这一次的突击测试距离实验已经过了一周时间，却仍然维持着4%的增强效果。虽然4%的差异看起来很微弱，但考虑到其影响持续了数日之久，因此这一效果是不可小觑的。

这些数据表明，人们在怀有兴趣时，不仅能记住感兴趣的"对象"，就连对象周围不相关的事物也会留下记忆。举个例子，在学校的课堂上，教师们会在授课时穿插一些闲谈杂叙，这不单单是为了避免学生厌烦，老师们的苦心还有着更深一层的效果。

博士团队还记录了实验参与者的大脑活动。大脑中的"腹侧被盖区"和"伏隔核"掌管着人类的好奇心与快感。当人们在感兴趣时，除了这两个部位以外，负责记忆的海马体也更加活跃了。顺带补充一点，虽然海马体的活动存在个体差异，但海马体越活跃的人，越能够正确地回忆起看过的面孔。

达·芬奇曾说过："在没有食欲时强行进食会损害健康；同理，在不感兴趣时再怎么学习也不会留下印象。"请大家仔细琢磨这句话——他的主张并不是"如果你想记住某个对象，就培养对它的兴趣吧"，而是"当你感到兴趣盎然时，就尽情去学习吧！"不愧是达·芬奇，真是一语道破了其中道理。

2　睡眠学习真的有效！

弗里堡大学的拉什（Rasch）博士及其团队在上个月发表了一项研究，向世界证明了：睡眠学习真的有效！

听到这个消息，也许有人会想："睡眠学习的效果不是从20世纪20年代起就广为人知了吗，怎么现在才被证实？"所谓的"睡眠学习"，指的是人们在睡眠时只需要听着一门外语的音频，就能学会这门语言。这个学习方法在20世纪70年代曾风靡整个日本。然而，有多少人知道它的作用现在已经被推翻了呢？甚至还有研究者主张："播放声音会干扰安静的睡眠环境，因此反而会适得其反。"

那么，为什么时至今日，"睡眠学习没有作用"的结论又发生了反转？这就要从记忆研究近些年来的发展脉络说起了。

20年前，研究者们通过老鼠实验发现了一项事实：在睡眠中，当天所经历的事情会在大脑内回放。当实验鼠多次破解迷宫后，它在走迷宫时活跃的神经元会在睡眠时被重新激活。随后，研究人员调查发现，睡眠期间的记忆回放超乎预料地"准确"。也就是说，研究者仅仅依靠观察实验鼠在睡眠时的大脑活动模式，就能够基本正确地"倒推"出它在迷宫里通过了哪一条路径。尤其令人惊讶的是回放的速度——记忆回放的速度比实际通过迷宫时的速度快几十倍！

这种高速的记忆回放主要发生在大脑的海马体中，这一事实使研究得到了进一步的发展。海马体是掌管记忆行为的部位，研究者们便自然而然地想到，大脑内的回放应当就是记忆的关键。

因此，研究团队对进行过迷宫训练的老鼠又开展了一场实验，想知道如果阻止它们的脑内回放会产生怎样的结果。研究人员先是预估出实验鼠在睡眠时开始记忆回放的时间点，并在同一时刻用电流进行干扰，破坏它们的回放行为。如此一来，实验鼠就无法准确地记住迷宫的走法了。这项实验结果表明：海马体正是通过在睡眠期间反复"复习"当天发生的事件来巩固记忆的。

而后，研究者们在2012年又发现了最后一项决定性的事实。他们在实验鼠破解迷宫时播放了一些"声音"，并且在老鼠记忆两个不同的迷宫时分别使用不同的声音。随后发现，如果在实验鼠睡眠时播放其中任意一种声音，那么它的大脑中就会更加频繁地回放与之对应的迷宫的记忆。这意味着，研究者可以通过让实验鼠在睡眠时聆听外部的声音，来控制它们在脑内回放的次数。这种人为的控制只有在深度睡眠时——即所谓的"非快速眼动睡眠"❶时才能实现。

本文开头所提到的拉什博士团队的实验正是在这样的研究背景下展开的。博士团队招募了68名以德语为母语的实验参与者，要求他们记忆120个荷兰语单词（荷兰语对他们来说是一门外语）。参与者需要从22点开始学习，在23点就寝。之后，研究团队会在他们的非快速眼动睡眠期间播放120个单词中的一半，也就是60个单词的录音。结果发现，与没有播放的其余60个单词相比，参与者在非快速眼动睡眠期间听过的60个单词在测试中的得分高出了10%。

边睡觉边学习无疑是件令人心驰神往的美事，这一科学战略在未来的教育应用领域想必会大有前景。然而，由于只有在非快速眼动睡眠期间听外部的声音才有效果，因此人们需要一个比曾经流行的"睡眠学习法"更加精细复杂的机制。如果日后有人开发出了实现这一切的智能手机App，我一定要试用一下。

---

❶ 非快速眼动睡眠（non-rapid eye movement sleep）是指以非快速眼动为特点的睡眠期。——译者注

3　咖啡因有助于保持记忆

上个月公布的一项数据显示，咖啡中的咖啡因成分有增强记忆力的效果，该数据来源于约翰斯·霍普金斯大学的亚萨（Yassa）博士及其团队的论文。咖啡因具有兴奋中枢神经的作用，因此要说它能够提高记忆力似乎也并不稀奇。然而，这项研究成果比我们想象的更加深奥。

举个例子，大家在东日本大地震那天，午餐吃的是什么呢？想必有些人至今记忆犹新吧。顺带一提，我在实验室附近的食堂吃了荞麦面。

吃荞麦面本不是什么罕见的事。换在平常，这只是个很快就会被遗忘的日常生活场景。然而在那之后的下午2点46分，我经历了那场惨痛的灾难。

就像这样，如果发生了某件令人印象深刻的事，那么人们在此之前所经历的事件和获取的信息也会刻在记忆之中。这种现象被称为"行为标记"（behavior altagging）。

真的很不可思议。在吃荞麦面的时间点，我的大脑还无法判断这个信息是否值得记下来，直到之后发生了"事件"，大脑才认定了这是一段"应当保留"的记忆。

这项事实表明，即便是稀松平常的日常信息，大脑也会将其"保留"一段时间，等待着之后裁定它到底应该被记住还是被遗忘。

记忆至少包含了三个步骤：

①获取（输入信息）；

②巩固（保留信息）；

③回放（回忆信息）。

缺少了其中的任何一步都无法建立起一段记忆。反过来说，促进其中的任何一个过程也都能够增强记忆。在东日本大地震这个例子中，通常会被遗忘的记忆却保留了下来，这就意味着"巩固"的过程得到了促进。

这也是亚萨博士团队的研究重点所在——咖啡因也会促进巩固记忆的过程。实验发现，如果在学习"之后"摄入咖啡因，人们的记忆就能保持更久的时间。

一提起咖啡，大众往往把它当作提神醒脑用的、学习"之前"喝的饮品，但其实在学习"之后"喝咖啡也能发挥作用。

话说起来，除了咖啡因，还有一种物质也颇受人们的关注，那就是"尿酸"。尿酸是嘌呤代谢的终产物,这种物质由于会引发痛风而为人们所知。

咖啡因

尿酸

实际上,咖啡因是一种黄嘌呤生物碱化合物,它与尿酸的化学结构非常相似(见上图示)。有趣的是,无论是给动物注射咖啡因还是尿酸,动物的运动量都会有所提升,并活跃地四处活动。我有一位朋友是脑科学研究者,他就曾经表达过不满:"一旦痛风患者为了治病服用药物,降低了尿酸值,他们的情绪也会受到影响变得低落。"我想,他的话应该并不是毫无根据的。

鹿特丹伊拉斯姆斯大学的布雷特勒(Breteler)博士及其团队开展了一场大规模的调查,通过严谨的数据分析最终证明:尿酸值高的人,其记忆力和认知能力更强,并且未来患上痴呆症的风险也比他人更低。

亚历山大大帝、米开朗琪罗、达·芬奇、歌德、牛顿和达尔文……这些天才人物都曾留下过患痛风的记录。当然了，仅凭借这一事实并不能断定痛风与才华之间存在因果关系，但这确实很容易令人将它们联想到一起。

不过尿酸不仅会导致痛风，还会刺激血管细胞和免疫细胞，从而危害心血管系统的健康。因此，尿酸值高的人仍然需要多加小心。

另外，咖啡因和尿酸的药理作用严格来说是不同的。一般认为，咖啡因会直接导致中枢神经的兴奋，而尿酸则是通过抗氧化作用来增强大脑功能。

4　我们已发现恢复记忆的良药！

最近，我们在实验室里发现了一种可以恢复记忆的药物！目前还无法透露具体细节，但这款药物的效果真的非常振奋人心——它不仅在动物实验中有效，在人体实验中也同样有效，被试者仅仅需要服用药物，就能惊人地顺利记起原已被遗忘的事情。

这一事实告诉我们，被遗忘的记忆并没有完全消失，而是储存在了大脑中的某个地方。尽管大脑回路里留下了记忆的痕迹，但"心灵"却无法读取这些信息，所以人们只是表面上看起来出现了"遗忘"的症状。

"忘"这个汉字，写作"亡心"，真是绝妙啊！消亡的是"回忆的心灵"，而不是大脑中的信息本身。

目前的大脑研究表明，一段新"记忆"的产生会阻止人们读取保存在大脑中的信息，于是便发生了"遗忘"的现象。也就是说，"遗忘"是大脑告诉我们"不许回忆起来"的另一种形式的记忆，这是一种积极的现象。这种类型的记忆被称为"消退记忆"（extinction memory）。

那么，大脑究竟会保留多久以前的信息？一年前，抑或是十年前？这个问题的答案，可以从催眠术实验中找到线索。

在专业催眠师的诱导下，大约有10%的人很容易进入催眠状态。这种状态下，催眠师可以引导人们做出各种各样的行为。

在催眠术中，"催眠回溯"（hypnotic regression）是最有趣的现象之一。催眠回溯，是一种令被催眠者回溯过去的诱导术。例如催眠师要求被催眠者回忆自己的高中时代，那么对方的举止和言谈就会变得像高中生一样，还会开始谈论当时的家庭结构、交友关系还有经历过的事件等等。如果换成回忆初中或者小学时代，也都有同样的效果。

当人们回溯童年时期时，很多过去的记忆都能够读取出来，甚至就连本人都没有意识到自己还记得这些事情。若是事后与被催眠者的父母或周围的人进行确认，则会发现不少情况下，这些记忆的内容都是正确的。

看来，沉睡于我们大脑中的记忆痕迹比我们想象的还要古老。下面，我再来分享两篇去年发表的关于婴儿的论文。

首先来介绍一下意大利国际高等研究院的蒙蒂罗索（Montirosso）博士及其团队的研究。博士团队通过测量4个月大婴儿的压力反应，追踪了他们的记忆。举个例子，比如婴儿在哭闹时父母不给予回应，这种情况就会给婴儿带来很大的压力。

在实验中，婴儿先是要经历10分钟这种痛苦的体验，然后在两周后再重复一次。研究发现，与第一次经历的时候相比，两周后的压力激素的反应发生了变化。这意味着婴儿们仍然"记得"上周所受过的压力。虽然每个婴儿的变化情况各不相同，但这一实验有力地证明了：即使是只有4个月大的婴儿，曾经历过的记忆也同样会铭刻在他们的大脑回路中。

更惊人的发现还在后头。赫尔辛基大学的帕尔塔宁（Partanen）博士及其团队的研究已经证实，婴儿甚至还保留着"出生前的记忆"。实验发现，如果在孕晚期的母亲的体外播放《小星星》的旋律，持续每周播放5次，那么即使在婴儿出生4个月后，他们的脑电波仍然会在听到《小星星》时有所反应。这一实验数据表明，人类的大脑回路中铭刻着非常久远的回忆，远远比我们平时所想象的"记忆"要久远得多。

记忆，正是我们每个人的个性。我们是根据过往的"记忆"来感受世界、思考问题、做出判断的。所以每个人的记忆恰恰是自己的人格，也是我们从出生前就一点一滴积累至今的无价珍宝。

此外，不要忘了，此时此刻这瞬间又会在我们的大脑回路里画下新的一笔，并将这份记忆传递给未来的我们。我想，所谓的"活着"，其实就是用"现在"将"过去"装点粉饰，再托付给"未来"的自己吧！

5 散步也可提高记忆力

自古以来就有许多游记流传至今，例如日本文学作品《土佐日记》《东海道徒步旅行记》《奥之细道》等等，看来人们向来都是如此的喜爱行走。或许在现代人当中，也有人会因为"又累又费劲"而讨厌走路，但即便如此，当你看到一个孩童欢笑着蹒跚学步时，你仍然会毫不怀疑地相信：对人类来说，用两条腿站立行走在本质上是一件快事。

众所周知，散步不仅令人心情舒畅，而且还有益健康。此外，近年来，散步对大脑的影响也在研究下逐渐浮出水面。其中最著名的就是伊利诺伊大学的克莱默（Kramer）博士及其团队的实验，这篇论文被发表在《美国科学院院报》上。

博士团队以60名55岁至80岁的男女为对象，要求他们坚持每周散步3次，每次40分钟，进而观察他们的大脑会发生怎样的变化。研究发现，在半年后，参与者的海马体平均增大了2%，记忆力也随之得到了提高。而且海马体增大比例越高的人，在记忆测试中的成绩也越好。散步会增加人体内的"脑源性神经营养因子"（通称为BDNF）的分泌量，这似乎就是增强记忆力的关键所在。

然而，行走的奇妙之处不止于此，走路这个行为本身就已经非常不可思议了。只要制作一个双足行走的机器人你就会明白，机器人很难用两条腿来支撑体重，往往会因为重心不稳而摔倒。

那么，大脑是如何巧妙地在人们行走时平衡双腿的呢？许多神经科学家都曾挑战解开这个谜团。然而实现步行的神经机制太过精巧，至今也未能水落石出。出人意料的是，给这个难题带来曙光的不是神经科学，而是系统工程的研究人员。他们发现，答案不在大脑，而在人们的腿上。

首先是在1990年，西蒙菲莎大学的麦吉尔（McGeer）及其团队发现，一个没有任何动力装置的类圆规双足步行器可以走下斜坡且不会摔倒，这种现象被称为"被动行走"（passive walking）。随后，名古屋工业大学的藤本英雄博士及其团队设计了一款更加精妙的行走机器人（见下图）。我推荐读者们一定要去看一看它实际动起来的视频，和人类的行走运动几乎一模一样。

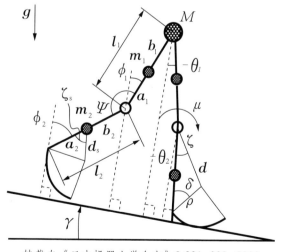

转载自《日本机器人学会志》2:661-668, 2009

　　一款不借助计算机甚至连马达都没有的"玩具"竟然能完美地模拟步行，实在令人惊叹。如果骨架和关节形状的设计恰当，那么机器人只需要借由重力作用，就能从钟摆运动中产生转矩，实现稳定的行走。也就是说，人类并不是通过大脑的神经回路来控制步行的，而是双腿的"形状"自然而然地保持了平衡。

　　由于步行运动不需要高级的驱动或控制装置，所以它的优势就在于"节能"。即使人们长时间行走也不会感到疲劳。人类通过进化出适合行走的腿部骨骼，从而掌握了这种强大的移动方式。

　　实际上，与野生动物相比，人类的活动范围非常广阔。即便是黑猩猩，通常也只会在出生地范围内度过一生。然而现代人在开始了高效率的双腿直立行走之后，于6万年之前踏出了非洲大陆，在4万年前时就已经将栖息地扩大到了北极圈，足迹几乎在转瞬之间就遍布了地球上的各个角落。

　　再然后，人类甚至还创作出了"游记"等艺术作品。这一切都是双腿的恩赐啊——我们天生就拥有全动物界最棒的"美腿"！

6 体内缺水会导致记忆力下降

每逢酷暑时节，中暑就会成为热门话题。今年也不例外，在日本有4万多人因中暑被送往医院急救（数据截至撰写本文的2013年8月中旬）。

脱水是导致中暑的风险因素之一。一旦体内的水分减少，人们便更难出汗，从而将会面临体温上升的危险，所以我们需要随时注意补充水分（注：在潮湿环境下，也可能会发生没有脱水症状的中暑）。

水占据了人类体重的60% ~ 70%。仅仅损失3%的水分，就会引发头痛、呕吐和食欲不振等症状。虽然3%的比例对于人体整体的含水量来说简直是微不足道，但这也反向证明了水分对人体是极其重要的。实际上，如果一个人损失了超过10%的水分，有可能会陷入生命危险。

近年来的研究已经发现，水分不仅关乎健康，而且还会影响记忆力和学习能力。举例来说，康涅狄格大学的阿姆斯特朗（Armstrong）博士及其团队在前年发表的一篇论文就曾指出，哪怕只损失不到体重1%的水分，也会导致人们记忆力减退或是发生认知错误。在损失1%的水分时，我们连口渴都感觉不到，更不至于引起头痛。这种轻微的脱水不只出现在夏季，而是在一年四季都有可能发生。

国外的一项儿童调查显示，大多数儿童在早上到达学校时就已经脱水了。在以色列，符合脱水症状的学生占比为63%；而在意大利的调查中，这个数据更是高达84%。调查人员针对这些孩子进行了记忆力测试，发现他们的分数的确偏低。

人们可能会认为，因为这些国家处于平均气温较高的地区，所以才会得出这么极端的数据。但去年进行的调查表明，在美国、英国和法国也是同样，有三分之二的学生处于脱水状态。

东伦敦大学的埃德蒙兹（Edmonds）博士及其团队正在进一步挖掘补充水分与大脑功能之间的关系。例如，他们对58名小学低年级的学生进行测试，先给他们讲一个故事，随后要求他们完成一道需要回忆故事内容的四项选择题，平均得分是2.8分。然而，其中一部分学生在20分钟前喝了大约20毫升水，他们的分数高出了10%左右。而且有意思的是，难题的正确率提高更多。

顺带补充一下，这场测试是在春季三月份进行的，所以它与夏季特有的严重脱水症状无关。大概是因为学生们基本上一直都处于水分不足的状态，所以只需稍加补充水分就能恢复他们的认知能力。孩子们是如此，那么成年人又如何呢？

上个月，埃德蒙兹博士团队对成年人也开展了同样的实验。他们以平均年龄29岁的34名男女为对象，进行了一项认知测试，被试者必须快速判断他们看到的东西。实验表明，在这种情况下，成年人需要比儿童喝更多的水才有效果。尽管如此，饮用大约500毫升的水仍然使他们的判断速度加快了14%左右。

众所周知，大脑是人体内水分含量非常多的器官，水占据了其总重量的70%～80%。这样想来，在人们的身体出现症状之前，脱水会先对大脑功能造成不利影响，就可以说是理所当然的事情了。

最后补充一点注意事项：如果喝茶或咖啡来补充水分，反而会由于利尿作用而导致水分流失；当然了，酒精也有很强的利尿作用，同样不适合用来应对脱水。

7　人类会主观地扭曲过往的回忆

哈佛大学的心理学家沙克特（Schacter）博士发表了一篇题为

《记忆的七宗罪》的论文。他用"七宗罪"做比喻，对人类的记忆进行解说，并通过七个重要的例子向读者展示了记忆的模糊性。其中，有一个关于过去的"自我形象"的例子。

打个比方，请你现在来回想一下三年前的自己。你在那时的能力和知识大概处于怎样的水平呢？人是在不断成长的，我们会在三年间增长各种各样的经历与见识，所以现在的我们一定掌握了更多的技能和信息，比过去更加优秀了。那么，和如今相比，你觉得三年前的自己有多么"不优秀"呢？

下面我来介绍一下滑铁卢大学的康威（Conway）博士及其团队的一个实验。他们在大学里开设了一门名为"学习技能课"的课程。这是一堂需要学生自主思考的研讨课，授课的主题是"如何学习才能取得更好的成绩"。在西方的大学获得学分比在日本的大学要难一些，学生们对高效率的学习方法和记忆方法很感兴趣，因此国外的许多大学都设立了学习技能课程，颇受学生欢迎。

然而，各种研究已经证明，这种辅助课程对学生们的学习能力基本上没有提升的作用（让人意外的是，很多人都不知道这个事实）。尽管如此，学生们仍然对这类课程趋之若鹜，多少有些令人哭笑不得。

康威博士团队的实验正是利用了这个现象。不出所料，他们的课程一开放选课，很快就满员了。没选上的学生则作为候补，被安排在待定名单上。

这门课程持续了三周。首先在开课第一天，研究人员要求学生们对当前的学习能力、学习时间和注意力等进行了自我评估。之后每天授课90分钟，传授学生们听讲、记笔记和读书的高效率方法。在课程结束后的问卷调查中，几乎所有参与者都对这堂课做出了满意的评价，并在重新自我评估时，表示自己的学习能力得到了提升。

然而，这份问卷调查却向人们展示了一个有趣的事实：研究者要求学生们回忆他们在课程第一天是如何评价自己的现状的，结果发现，学生们现在回忆起来的自我评价分数，比他们当时给自己打的实际分数要低。也就是说，他们对过去的自己评价过低，认为"那时候的我没有那么优秀"。而在最开始没能选上课程的候补学生们当中，则没有出现这种错误的认知。

换句话说，由于参加了课程的学生们相信这门课是有效果的，所以他们主观地扭曲了过去的记忆，让自己的信念看起来合乎情理。顺带补充一句，在随后的期末考试中，选了课的学生与候补的学生取得的成绩并没有差距。

记忆扭曲还有另外一个原因，即自我保护的心理在起作用。人们希望三周来的努力没有白费，所以会尽可能地低估自己过去的水平，从而显得自己成长的幅度更大。许多人会炫耀一些本不值得自豪的事情，比如"我年轻的时候特别笨""我上学的时候天天玩，根本不学习"等等，其实也都是同样的道理。甚至还有人会自曝"我以前可是个坏蛋"，但是大家都知道，偏偏这么说的人，反而没有他们自称的那么品行不良。

不过需要指出的是，夸大自己的过去绝不是没有意义的。人们可以通过否定过去的自己，来维护现在的体面，从而产生自我满足感与自我肯定感，因此这个行为本身也具有一定积极的心理作用。

第三章 人之所以为人

1 人类能分辨约一万亿种不同的气味

嗅觉拥有非常强大的作用。也许不少人曾有过这样的经历——当你嗅到某种香气时，与之相关的昔日回忆便会清晰地浮现脑海，这种现象被称作"普鲁斯特效应"（Proustian effect）。

嗅觉的敏锐程度在不同的人之间有很大差别。我的实验室里曾有一个嗅觉极其灵敏的学生，她不仅能够根据体味猜出从后面经过自己座位的人是谁，甚至还能诊断对方的身体状况。她的嗅觉之敏锐，简直令我无法想象。

人们一般认为，人类的嗅觉不如鼠类和犬类敏锐。但是人类所使用的嗅觉感受器（也就是鼻腔中用来感知气味的感觉受器）其实和其他哺乳动物是一样的，也就是说无论是人类还是犬类，其嗅觉感受器本身的灵敏度是相同的。

然而，每个物种感受器所附的"嗅上皮"的面积各不相同。人类的嗅上皮面积狭小，只有3～4平方厘米；与之相对，犬类的嗅上皮却有18 ~ 150平方厘米那么大，这意味着犬类感受器的数量比我们多出许多倍。此外，嗅觉感受器的种类也因物种而异。大多数哺乳动物携带着将近1000种气味感知器的基因，但不知为何，人类有超过一半的基因都失效了，只留下了大约350种可用的感知器。

那么问题来了，人类能够分辨出多少种气味呢？

如果把问题的对象换成嗅觉以外的其他感觉，答案就显而易见了。比方说，人眼可见光的波长在390 ~ 700纳米之间，而人耳则能够感受到频率在20 ~ 20000赫兹之间的声音。研究人员在这个感官范围内进行了辨别测试，发现人类可以分辨出数百万种颜色和34万个音阶。

那么气味的辨别又会如何呢？这个问题就无法轻易得出答案了，这是因为嗅觉有大约350种感受器，相比其他感官而言数量庞大（光感受器仅有4种）。洛克菲勒大学的凯勒（Keller）博士及其团队在上个月的《科学》期刊上发表了他们的研究。他们经过苦心钻研，终于突破了这道难题。

气味通常不是单一的物质，而是多种物质混合而成的。例如玫瑰的香气，它是多达275种气味分子的集合。凯勒博士团队的研究正是着眼于此。他们一共准备了128种气味分子，从中随机选取10 ~ 30种分子进行混合，从而调配出了"人造香气"。

实验的具体内容是，研究人员准备了三个瓶子，其中有两个瓶子里的香气完全相同，只有一个与其他的不同，并要求参与者选出三个瓶子中的哪一个是不同的。组成香气的混合物质越是有所重合，人们也就越难区分不同的气味。研究团队采取的策略，正是通过观察这个"无法区分"的临界点，使用统计的方式来推算出嗅觉的分辨率。

实验结果表明，人类平均可以分辨出超过1万亿（10的12次方）种不同气味。此前学界估测的数据只有1万种左右，所以这场研究证明，人类的嗅觉不可小觑，其敏锐程度远远超出了人们预计的水平。

本次调查还显示，嗅觉灵敏度的个体差异非常大。这26名参与者来自不同的民族，其中嗅觉敏锐的人能够区分多达10的28次方种香味，而嗅觉相对迟钝的人大约能分辨1亿（10的8次方）种香味，人与人之间的巨大差距令人瞠目。

嗅觉灵敏的人想必一定适合从事设计或评估香味的工作，比如调香师和品酒师等等。这么说来，我在文章开头举例的那名可以凭借体味诊断身体状况的学生，现在可能正在一家化妆品公司里大放异彩呢。

2　人无法离群索居

让我们先来观察一下"人"这个汉字的形状吧，一撇一捺彼此依偎、相互扶持，无论缺少哪一边它都会倒下——上小学的时候，老师都是这样教我们的。人就是这样一种无法独自生存的生物。渴望与他人建立联系是我们与生俱来的本能，也就是说，我们生来就渴求沟通。

那么，如果剥夺一个人的沟通又会发生什么呢？历史上确实有人曾做过这项大胆的实验，此人就是因促进了医药分业[1]而闻名于世的神圣罗马帝国皇帝，腓特烈二世（Friedrich Ⅱ）。

皇帝将没有亲人的孤儿聚在一起，交给侍女抚养。这么做的起因是他对"语言的起源"产生了兴趣，想要观察人类是否不用学习语言就能学会说话。侍女只能对婴儿提供最低限度的照顾，例如哺乳、换尿布和洗澡等，但与婴儿对话是禁止的。实验结果令人惊讶：

---

[1] 1240 年，腓特烈二世颁布法令，在南意大利和西西里推行医药分业制度，将药事管理从医药管理中分离出来。——译者注

婴儿们在两岁之前，也就是在他们掌握说话的能力之前，就全部夭折了。

腓特烈二世的这场残忍的实验真假参半，毕竟当时还处在13世纪，我们并不清楚其中有多少科学的成分，也可能婴儿们只是因为没有得到妥善的照顾才夭亡的。然而，在之后的第二次世界大战期间，又有研究者展开了更加可信的调查。

战争期间会出现很多孤儿。精神科医生勒内·斯皮茨（René Spitz）在孤儿院里进行了他的研究。那时，人们已经认识到了营养与卫生对儿童的健康至关重要，所以即使是孤儿院里也会给孩童们提供充足的食物和干净的房间。孩子们唯一缺少的，就是沟通。

由于孤儿院里聚集了太多孩子，长期以来一直面临着人手不足的难题。护工们没有余力与每一个婴幼儿都进行充分的沟通。调查结果显示，91名儿童中有34名不到两岁就夭折了。

动物则不然。只要营养和卫生状况满足条件，动物是不会在生长过程中死亡的，看看那些单独饲养的动物你就明白这一点了。而另一方面，人类即使身体是健康的，似乎也很难独自生存下去。

也许这就是原因所在吧！正因如此，人类才会渴求与他人建立联系，这和食欲一样是大脑具有的一种强烈的本能，我们生来便渴望沟通。但是到了现代社会，这种本能又带来了新的问题。

本能很难"刹车"，它更像是"油门"，容易助推却不易抑制。

以食欲为例，在采集狩猎时代，确保食物储备是关乎性命的头等大事。在当时的背景下，永无餍足的食欲有益于人类的生存。然而在人们吃饱了肚子的现代社会，食欲则有可能过度发挥作用。原因就在于，人类的食欲水平是按照采集狩猎时代的生活来设计的。只有保持强烈的食欲，人们才有动力外出进行危险的狩猎。

现代的富足生活对于大脑来说是一种意料之外的环境变化。正是由于本能难以抗拒，所以它才叫"本能"，我们的食欲自然就在本能的驱使下失控爆发了，最终导致了现代社会所特有的疾病"生活方式病"应运而生。

人类对人际关系的渴望也是一样的道理。当今时代，我们只需通过电子邮件和互联网就能轻松地与他人建立联系。然而这种本能也是同样难以"刹车"的，这便引发了另一种新型的现代疾病——"电脑病"。

一旦没有时刻与他人保持联系就会感到焦虑，如果聊天的对象没有立刻回复也会陷入惶恐……等人们意识到的时候，已然深陷手机依赖症和网络依赖症的泥沼之中了。

如今社会上已经有许多人认识到了"生活方式病"的危害。越来越多的人开始通过改善饮食和增加运动量的方式来应对这种情况，治疗的药物也已经处于开发阶段了。但另一方面，人们对电脑病尚未采取有效的措施。不对，准确地说，大部分当事人甚至根本还没有意识到自己的"病症"。

我们必须再次自问：对人类而言，沟通究竟意味着什么呢？细品"人"这个汉字，一撇一捺看似随意地相互支撑着，其中却蕴含着绝妙的哲理。文至结尾，我想引用巴尔扎克[1]的一句话：

"孤独纵然美妙，但是也需要有人来告诉我们这一点。"

3 "伙伴"的作用

我很享受独处的时光，所以我这个人属于"不用他人陪伴也很快活"的类型。除了和家人在一起的时候，大多数情况下都是一个人在外面吃饭。当然了，和朋友推杯换盏欢聚一堂也是一件乐事。但在

---

[1] 奥诺雷·德·巴尔扎克（Honoré de Balzac），法国小说家。——译者注

一个优美的环境里独自小酌、赏玩孤独，则更是别具一番风味。店里的客人们保有各自的空间，彼此互不打扰，这种独特的氛围令我陶醉不已。回想起来，我大抵是从学生时代开始就喜欢独处了。

虽说如此，校园文化节一类的活动也确实给我留下了许多美好的回忆。团队行动不仅给我带来了充实感，而且还会营造出一种奇妙的集体感。只要一记起那时的伙伴，我的回忆就会笼上一层温暖柔和的光芒。

我从中发现了一个很有趣的现象。与和他人一起度过的快乐时光不同，在那些朴实且沉默的独处时间里，我实际上已经无法清晰地记得我是如何度过的、我当时在想什么又做了些什么了。

这绝不是只发生在我身上的个别现象。过去的心理实验曾表明："集体完成的事情比单独完成的事更容易被人们记住。"这一结论现已广为人知。去年，拉德堡德大学的埃斯肯纳齐（Eskenazi）博士及其团队通过一个简单的实验又再次证明了这一点，实验的内容是对眼前依次显示的单词进行分类。

这些单词包含了动物、食物或家具，实验参与者需要筛选出其中的一个类别，比方说如果显示的是动物，就按下按钮。这项任务可以单独进行，或者可以两人组队进行。如果组队的话，两个参与者则需要分别负责筛选不同的类别。

随后，研究人员要求参与者回忆依次显示出来的96个单词，经统计发现：对于自己负责筛选的单词，无论是独自完成还是组队完成，参与者回忆起的词汇数量都没有差别；但是对于负责范围之外的单词，则组队完成的参与者能记起的词汇数量达到了独自完成时的两倍之多。实验结果表明，人们在共同完成任务时更容易留下记忆。

另外补充一点，如果参与者能根据他们正确回忆起来的单词数量获得相应的奖金，那么他们就能想起更多自己负责筛选的单词，但回忆其他单词的数量却不会增加。这意味着，虽然"获得报酬"或"感到愉快"也有激励的效果，但集体行动的激励效果似乎有着不同的机制。

话说起来，人类不一定仅仅为了交流才会结成集体。我们会在音乐会上欣赏美妙的乐曲，会在电影院里沉浸于荧幕上的故事，也会在美术馆中醉心于著名的画作。众多的人汇聚在同一个地点、共享着同样的视听体验，这也是一种结群，但这种结群是没有对话的。

耶鲁大学的布思比（Boothby）博士及其团队正在对此展开研究，他们调查了人们互不交流地共享相同体验会有怎样的效果，并将研究成果发表在了上个月的《心理科学》（*Psychological Science*）期刊上。研究团队对独自吃巧克力和两个陌生人一起吃巧克力的两种情况进行比较（两个参与者之间没有任何对话一类的互动）。然而问卷调查的结果显示，参与者认为"两个人吃时的巧克力更美味"。相反，如果参与者吃的是非常苦的巧克力，也会判定一起吃时的巧克力更苦。实验表明，即使没有交谈，人们只要共享相同的体验，那么不论是积极的还是消极的情感都会有所放大。

看完这些数据，我的想法发生了改变：我在独自外出就餐时之所以感到愉悦，是因为其他客人也同样沉浸在独处的时空里，我们共享着这家餐厅整体的时间与空间。若这样想来，我所谓的"喜欢独处"也许并不是真正意义上的孤独，而是源于喜爱这种沉默的集体效应。

4　男人与女人存在的意义

男人与女人，在这两性关系的夹缝中，各式各样的故事应运而生——狂热的爱情、凄美的爱情、擦肩而过的爱情、萍水相逢的爱情……男女之间的爱恨离愁，构成了许多艺术作品的基础。

假如世界上不存在性别，人们的心灵会变得多么安宁啊！为什么世上要有男女性别这种麻烦的划分呢？在东京的银座或赤坂等地，也许有些人会给出"性别能刺激经济"之类的回答，但男人和女人存在的意义想必不止于此。

倘若深挖这个疑问的根源，从生物学的角度来说，最终会归结为一个进化论的问题：生物存在雄性和雌性之分有什么好处？

在古代的生物界，无性生殖才是主流。有性生殖又是从什么时候出现的呢？2008年，加利福尼亚大学的乔泽（Droser）博士及其团队发现了5.6亿年前的一种软体动物的化石，这是最古老的有性生殖的证据。从那时起，生物们的"烦恼"便开始了。

如果把地球的历史定为46亿年，那么最早的生物诞生于大约40亿年前。也就是说，地球只花了短短6亿年就孕育出了生命。这样想来，只有无性生殖的世界持续了将近35亿年之久，直到最近才终于出现了雌雄之分。

一般来说，无性生殖繁衍后代的速度更快，更有利于一个物种的繁荣发展。尽管如此，生物还是要开始进行有性生殖，大概是为了通过"交换基因"来确保多样性吧。虽然这可能会增加畸形的概率，但进化的速度也得以提升了。换言之，生物能够更快地适应环境了。如今，有性生殖的生物在大地上百花齐放，正是它们从中受惠的证据。

现在，我们人类对这份恩惠开始进行人工改造。

要说这一趋势的先锋，大概要数体外受精了。这是一项在不进行性行为的情况下进行受精的技术。由此得到的人工授精卵子会被植入到另一名女性的体内，于是便有了代孕母亲❶。这意味着，科学技术可以让两个不同的人分别担任"遗传母亲"和"孕育母亲"，从而出现多个"母亲"。顺带补充一下，父母还包括"养父母"和"法律上的父母（继父母）"，所以一个孩子最多能同时拥有四个类别的"父母"。放眼整个自然界，会出现如此奇妙现象的物种也就只有人类了。

到了现代，人类利用基因工程技术，使更加不可思议的事态开始成为可能。改变的契机就藏在iPS细胞（诱导性多能干细胞）当中。京都大学的斋藤通纪博士及其团队已经成功地从小鼠的iPS细胞

❶ 代孕在我国是非法的，我国一些法律法规与政策文件中涉及了与代孕相关的内容，均明确规定禁止相关医疗机构和技术人员实施代孕。——编者注

中培育出卵子和精子，并培养了健康的小鼠幼崽。倘若这项技术能应用于人类，那么从理论上讲，同性恋也能拥有自己的孩子了。岂止是如此？如果从一个人自己的皮肤细胞中就能制造出卵子和精子的话，就连自我受精从概念上来讲都是有可能实现的。这项技术迅速地模糊了有性生殖和无性生殖的界限（当然，无论是伦理方面还是技术方面，要实现这一目标仍有着巨大的障碍）。

上个月，当时还在京都大学的立花诚博士及其团队在《科学》期刊上发表了一篇论文，他们进行了更为惊人的创新：在小鼠的发育过程中，研究团队通过抑制一种名为组蛋白去甲基化酶（JMJDLA）的基因的功能，成功地将雄性变为了雌性。变性后的小鼠不仅拥有乳头和子宫，甚至还能生育。

如今，"性别"的定义在科学技术的发展下愈发变得模糊。基因上的性别（是否存在Y染色体）、心理上的性别（异性恋或同性恋）、功能上的性别（怀孕和生育）三者开始相互剥离、分道扬镳。

在风雅的古代，恋爱在日文里曾经写作"孤悲"[1]。到了现代，男

---

[1] 在万叶假名时代，日本曾经直接用汉字来表示本国固有的语言，"恋"在当时则写作"孤悲"。——译者注

性和女性的定义逐渐动摇，我不禁想到，如果古典式的"恋爱"看到自我正在走向消亡，也许它也会为自己感到孤独与悲伤。

5　瞬息万变的世界中的亘古不变

前些日子，我见了一个三十年未见的老朋友。我们互道着"你真是一点都没变！"彼此寒暄、畅谈言欢，聊了许多令人怀念的往事。

交谈了一阵儿之后，话题又回到了开头。虽然我们在刚见面时说"你真是没变"，但事实上，经过这漫长的岁月，两人确确实实都"变了"。对此，我们俩也达成了共识。

经过进一步讨论，我们得出了一个结论：如果谈话的对象是女性，就说"你真是没变"（＝你还是那么年轻）；而如果对象是男性则说"你变化真大"（＝你看上去更优秀了），这样似乎是更好的应对方式。

我们就这样漫无边际地闲聊着，就在这时，我的脑海里突然闪过一个问题——归根究底，"不变"的真正含义是什么呢？

在这个由微观的基本粒子所组成的世界中，一切事物按理说都是"不恒定"的。包括我们的大脑也在分子层面上发生着剧烈的变化。从微观的视角来看，今天的我们几乎可以说是变成了与昨天的我们截然不同的另一个人。

大脑这个"装置"本身都在不断地改变，为何它却能够使人类产生"不变"的认知呢？这是多么不可思议啊！

我唯一能确定的是，认识"不变"的前提是我们必须先认识到"变化"。大脑只有将某两个事物进行对比，才能识别出二者之间的差别，这就是认识最根本的原则。

杜甫有诗云："国破山河在。"❶鸭长明也在随笔中写道："逝川流水不绝，而水非原模样。"❷人们正因为认知到了变化的无常，才会对守常不变的事物生发感悟。也正是因为记忆中昔日旧友的面容随着经年累月不断改变，我们才得以发现对方身上没有变化的这种"同一性"。

人类在出生后两个月时，会开始对其母亲和父亲做出不同的反应。这是因为婴儿意识到了除母亲之外还存在其他人，也就是注意到

---

❶ 出自杜甫《春望》。——译者注

❷ 出自鸭长明《方丈记》，此处引用了李均洋先生的译文。——译者注

了母亲这一不变的"同一性"。婴儿成长至四个月大时，便明白了真实的面孔和照片上的面孔是不同的；到了一岁半时，则已经能够认出照片或镜子里的自己了。这一系列现象都表明，婴幼儿对于"同一性"的理解程度出奇地高。

法国国家科学研究中心的法格（Fagot）博士及其团队报告称，大猩猩会把照片上的香蕉错认成真实的香蕉并吃掉，它们无法区别照片和现实。不过在这场实验中，大猩猩是第一次接触到"照片"这种人工产物，所以一开始可能还不能理解。但只要经过训练，它们也一定能掌握实物与图片的区别。现在已有研究发现，即使是蜜蜂也同样能认识到"同一性"。

具体来说，研究人员设计了一个迷宫，在迷宫深处放置了黄色和绿色的两块面板。他们首先向蜜蜂展示其中一种颜色的面板，之后令蜜蜂进入迷宫并选出之前所看到的颜色，如果选择正确，则给予糖水作为奖励。通过这样的训练，蜜蜂逐渐学会了选择相同颜色的面板。

完成训练后，研究人员突然对实验进行了变更：蜜蜂不再需要选择颜色，而是要从横向或竖向的黑白条纹中做出选择。研究发现，尽管蜜蜂第一次看到这种图案，但仍然能选出相同的条纹。这意味着，它们理解了"什么是同一性"这个概念。

蜜蜂自然不可能对着自己的同伴寒暄"你真是一点都没变！"，但可以肯定的是，它们的确拥有高超的认知能力，能够在瞬息万变的世界中选择出那些不变的事物。

6 智商会遗传

你知道吗？智商（IQ）是会遗传的。举例来说，如果你随机抽取两个没有血缘关系的人，测试他们的智商是否有一致性，则会计算出相关系数是零。也就是说，除非出现偶然状况，否则任意两人的智商是不会一致的。

然而，如果同卵双胞胎（具有相同基因组的两个人）从很小的时候就被送往寄养家庭、在不同的环境下长大，他们的智商往往显示出超过70%的一致率（尽管这个数值在各个调查中有所波动）。另外，研究者对同一个人进行追踪调查，发现智商在人的一生中都不会发生太大变化。即便是将一个人小学时及晚年时的智商做比较，也能达到60%以上的一致率。

这些数据也许会给人一种感觉——很遗憾，才能在人们出生前就已经注定了，我们不得不相信宿命论。但这样的解释自然是过于夸张了。人们仍旧可以在经验和学习中不断获得智慧与学识，从而成长为更为出色的人。

事实上，科学家之所以设计出智商，是为了制定一个尽可能不受环境、教育和年龄影响的衡量标准。经过多年的改良后，这项指标现在只能准确测量人们生来自带的纯粹能力。所以智商会遗传是理所当然的，倒不如说遗传率没有达到100%才是个问题，这意味着智商测试仍然存在改进的余地。因此，从智商的历史背景来看，某些教材和早教课程宣称能"提高幼儿智商"的说法完全是错误的表述，简直滑稽得可笑。

话说起来，除了智商以外，还有许多其他能力也受基因的影响，例如阅读、写作和计算的能力。众所周知，这些能力的个体差异非常大。人类开始使用文字和数字充其量也就是一万年以内的事情，对于大脑回路来说，这些突然出现的工具可能是很不自然的。所以，大脑现在还无法熟练地使用它们，这也就不令人感到意外了。

许多学者正在研究遗传对"天赋能力"的影响，其中关于读写障碍（dyslexia）相对来说取得了较好的研究成果。读写障碍者的症状表现为阅读能力差（虽然他们的智力通常是正常的），约有5%～12%的小学生都符合这个症状。比例如此之高，因此我们切不可忽略这一病症。读写障碍的病因非常复杂，至少有几十种基因存在嫌疑。在众多致病原因中，一种名为DYX1C1的基因的突变尤其显著。

其实，我自己似乎就是一个读写障碍者。举个例子，我发的消息里常出现错别字。周围的人好像都觉得我是粗糙潦草地乱写一通（有时确实也会这样），但我起码读了三遍，大部分时候会反复读上五遍左右才发送出去。而在撰写这篇文章时，我甚至会重读20遍来检查是否有错别字或笔误的地方，即便如此，却还是会有漏掉的错字。大概我是真的很不擅长识别文字啊！

我检测了自己的基因，发现DYX1C1基因确实发生了突变，而且还是双重突变。了解到这个事实后再一回想，学生时代时，我很难在考试时间内读完一道现代日语（语文课）的阅读题。当时我总是难以置信地想：这阅读文章怎么就这么长呢！直到现在才明白，那或许就是我表现出的异于常人的症状。

但这并不意味着我们对文章束手无策。大脑的构造是非常奇妙的，通过积累经验，我们可以学会如何用其他方法来弥补自己的弱势，即使遇到一些困难也能够设法克服，从而过上没有明显不便的正常生活（虽说我的错别字至今还是很多）。

大脑之所以存在，正是为了让人们挣脱出基因所注定的默认能力，生长出自由的羽翼尽情翱翔。私以为，着眼于自己尚未开发的潜能，远远比囿于遗传来的特定天赋要健康、快乐得多，这才是最佳的生活方式。

7　大脑的活动是可控的

请你将小脑扁桃体的活动增强2%。小脑扁桃体是脑的一个部位的名称。现在，我要求你此时此刻立刻激活你大脑深处这个小小的部位，你能做到吗？

也许你会回答："我根本没听说过这个部位，怎么可能去激活它呢？"那么，如果换成一个大家都熟悉的内脏器官，你又能做到吗？比方说，请你用力收缩一下胃出口往下15厘米处的肠道。果不其然，一定还是无法完成吧。

身体明明是属于我们自己的，为何我们却不能控制自己的身体组织？假如再换作横膈膜会怎样呢？请你试着屏住呼吸10秒，这是人们能够控制的。再比如心脏，请你将每分钟心跳的次数加快10次左右。乍看之下似乎不可能，但其实这也是可以实现的。

我们之所以不能控制心率，是因为不知道自己当前的心率是多少，自然也就没有办法驾驭这个未知的事物。然而，如果测量心率并将数值实时显示在屏幕上，使本人能够看到，那么只要经过一些训练，人们就能随心所欲地控制心率了。

这种技术名为"生物反馈"（biofeedback）。"反馈"（feedback）的意思即为把一个人的状态告知他本人。生物反馈可以应用于各种各样的场合，例如血压。血压通常是不可控的，但如果人们知道自己当前的血压，就可以根据主观意愿来改变它。

不仅如此，只要人们学会方法，即使之后没有生物反馈从旁协助，也一样能通过思想来控制血压。这项技术不像药物治疗那样具有副作用，因此在治疗高血压的领域大有前景。

实际上，近似于生物反馈的方法从很久以前就已经存在了，那便是"瑜伽"。瑜伽可以使人们控制自己的思想和身体，这在平时本是不可能做到的。通过瑜伽，人们能自由地改变心率和身体代谢率，这种开创性的能力十分惊人。或许人们是在修行的过程中掌握了"某种诀窍"吧？

现在让我们说回文章开头提出的问题——小脑扁桃体的活动。如果人们能了解到自己小脑扁桃体的活动水平，按理说也一定能够控制它。事实也的确如此，目前已有研究者成功地验证了这一推测，他们就是劳瑞特大脑研究所的博杜尔卡（Bodurka）博士及其团队。

博士团队利用磁共振功能成像（fMRI）记录了小脑扁桃体的活动，并将其活动水平制成柱状图，通过显示器实时反馈给被试者本人。然而大脑与普通的器官不同，仅仅了解其状态并不能使被试者顺利地控制它。由于小脑扁桃体是一个掌管情绪波动的脑区，因此研究团队要求被试者想象过去的经历，训练他们在回忆愉快的往事时刺激小脑扁桃体的活动。经过大约40分钟的训练，被试者便学会了控制的方法。而且不出所料，一旦他们掌握了窍门，即便没有生物反馈的辅助也能自如地激活自己的小脑扁桃体了。

博杜尔卡博士团队表示："小脑扁桃体与抑郁症和心理创伤息息相关，所以生物反馈有望应用到大脑疾病的治疗当中。"

顺便补充一点，博士团队还注意到，人们在学习控制小脑扁桃体时速度各异，有快有慢。研究人员对他们进行了几项性格测试，发现越是自制力强、能够克制感情的人，越擅长控制大脑。这个发现很奇妙，却又让人能够信服。看来，我首先得在瑜伽中来一场心灵的修行啊。

8 鼓起干劲来创造干劲

什么是"右"——你能说清楚这个问题吗？右手的手背、右侧的人、右转的汽车……我们本理解"右"的含义，但一旦试图用语言来表达它，则会发现有着出乎意料的困难。

如果"右"这个单词不复存在，会给我们的生活带来障碍吗？其实，世界上的确有一些语言中不包含描述左右的单词，例如澳大利亚的依密舍语（Guugu Yimidhirr）和墨西哥的特内哈帕语（Tenejapa）等。这些语言中不会说"放在右边"，而是会用"放在南边"这种表示东西南北的方位词来表达。这是否意味着，左和右并不是人类生活所不可或缺的概念呢？

字典是这样定义"右"的：在《广辞苑》（第五版）中，"右"

的解释为"面向南方时的西边方向",也就是借助了南方和西方这种绝对方位词来做出定义。除此以外,我们很难想到其他的方法来界定"右"的概念。

然而,这个定义中又隐含了另一个难题——什么是"南"?为此,我再次翻开《广辞苑》查找"南"这个词。字典给出的解释是"面向太阳升起方向的右方",换言之就是东方的右边。想必读者朋友们已经明白了,若要定义"南",左和右的概念是必不可少的。

就像这样,我们在字典中查询某个词的解释,但再查它的解释时却又回到了原词,这种情况则被称为"循环定义"(circular definition),属于同语反复(tautology)的一种。

之所以提出这个同语反复的例子,是因为斯坦福大学的克努森(Knutson)博士及其团队在上个月的《神经影像学》(*NeuroImage*)期刊上发表了一项大脑研究,使我产生了上述的联想。

博士团队以31名年轻人为调查对象,提出了一个使人提起干劲的终极方法。

干劲(动力)来自一个名为"伏隔核"的大脑部位。换句话说,只要刺激伏隔核活跃起来,人们就能产生干劲。这也正是博士团队实验的目的。研究团队使用了生物反馈技术，他们首先通过核磁共振成像（MRI）检测被试者的伏隔核，再将伏隔核的活动水平用柱状图表示出来，并同步展示给本人。这意味着，核磁共振设备中的被试者可以实时了解到自己的伏隔核当下的活跃程度。

在这种状态下，研究人员要求被试者"提高柱状图上的数值"，也就是要求他们增强伏隔核的活动。实际上，克努森博士团队所做的全部工作就是如此而已。

一般来说，人们只要足够有毅力就能控制自己的大脑活动。在此次实验中也是同样，虽然不同的被试者之间存在差异，但大部分人能够凭借"意志力"增强伏隔核的活动。被试者们在随后的问卷调查中表示，伏隔核受到激活确实让他们感觉"心情更加明快积极、更有干劲"了。而且越是善于控制伏隔核活动的人，相应地也获得了越强烈的干劲。

这样一个简单的设备就能让人们提起干劲，真是太棒了！我们应该赶紧将它投入实际应用……等一下，先别急着产生这样的想法，我们需要停下脚步重新思考一下。要想控制大脑的活动，你先得有强大的毅力。也就是说，博士团队的实验是让人们鼓起干劲来创造干劲。这不正是循环定义——大脑科学领域的同语反复吗？

在这场实验中，研究人员曾询问被试者"你是怎样刺激自己的伏隔核的"，他们给出的回答是"想象愉快的事情"。原来如此！我猜想，或许这里才真正隐藏着"提起干劲"的秘诀。

9 不可思议的色彩感知能力

阳光通过棱镜，会折射出彩虹色的光谱。平凡无奇的白光却能绽放出美得惊人的色彩，当我还是个孩童时，曾经深深着迷于这个奇妙的现象。

在牛顿所处的时代，人们公认仅需三个颜色——也就是三原色，就能"合成"出任何一种色彩。牛顿在此基础上又指出："光线并没有颜色，它只是能够使人产生'颜色'这种感觉。"

牛顿的话语意义颇深。光线进入我们的眼睛后，视网膜会将其转换为电脉冲信号，最后被大脑所接收。也就是说，输入我们大脑的信息其实是电信号，并不是光本身，而大脑将这种电脉冲信号解读为了"颜色"。

光的三原色是红色、绿色和蓝色，其中不包括黄色。那么，为什么我们却能够"看到"黄色呢？这实在是件不可思议的事。

如果你在双眼中间位置放置一道障碍，分隔开左右两边的视野，左眼看红色、右眼看绿色，那么你就会看到"黄色"。这是因为红色和绿色在大脑中融合，所以人们便感觉到了眼前并不存在的"黄色"。这项试验表明，大脑所认知的不是某种颜色，而是对神经信号做出"解释"后的结果。

顺便补充一点，人类看到三原色在动物界中是一个特例。对于狗和牛等大多数哺乳动物来说，原色为橙色和蓝色两种。另外，许多鸟类和昆虫可以感知紫外线，也就是能够看到四种原色。

我们可以对这种现象做出如下解释：早期的动物使用四种色彩感受器来观察世界。然而在进化的过程中，它们接连失去了色觉，减少到了两种原色。当时的大多数哺乳动物都是夜行动物，所以即便只能识别两种原色也不影响它们的生活。之后，一部分哺乳动物变为昼行动物，于是两种原色之一的橙色的感受器便一分为二，进化出了绿色和红色的感受器。这就是三原色的来源。

尽管如此，人类并不能看到紫外线，所以我们无法了解昆虫和鸟类的视觉世界。假如你用紫外线相机来拍照片，你会惊讶地发现这个世界充满了人们从未见过的鲜艳色彩。不对，也许我们本不该对此大惊小怪，毕竟五彩缤纷的世界对于昆虫和鸟类而言是理所当然的景象，只是人类对颜色不够敏感罢了。人类的大脑明明已经进化到了如此高的程度，但遗憾的是，色彩感受器却没有发达到与大脑的性能相匹配。就色觉而言，人类的大脑已经超常进化，超越了人眼所拥有的光感受器的性能。

要说色彩感知能力的世界冠军，那想必应该是皮皮虾了。这种甲壳动物拥有多达12种色彩感受器，它们眼中的世界会是多么绚丽多彩啊！对于人类而言，这根本无法想象。

然而就在2014年1月，昆士兰大学的席恩（Thoen）教授及其团队在《科学》期刊上发表了一项实验成果，他们得到了一个出人意料的结论。研究团队研究了皮皮虾的颜色辨别能力，发现它们几乎无法区别不同的颜色。"红色"与"蓝色"的波长相去甚远，因此这对颜色组合本该很容易区分，但皮皮虾却连这二者都无法辨别。

皮皮虾的确持有强大的色彩感受器，但它们的神经系统还不够发达，所以无法在大脑中将各个颜色融合起来。而人类的大脑却能将红色与绿色融合为"黄色"。两种生物的大脑之间存在着决定性的差异。结果就导致，皮皮虾实际上生活在一个"黑白的世界"当中，这个世界里只有"有光"或是"没有光"的差别。与人类恰好相反，它们的大脑没有那么发达，色彩感受器却超常进化了。

天下物无全美。这份令人扼腕的遗憾，恰恰也是生物界的一大妙趣。

10 为何人要创造"社会"

人类是社会性动物。我们会重视人际的联系，会伸出帮助的援手，有时也会接受他人的帮助，如此来经营着集体的生活。"互惠"——也就是互相给予彼此好处和利益，构成了社会性的基础。

人类并不是唯一结成群体的动物。例如，蜜蜂和蚂蚁的社会结构都巧妙得惊人。它们实行着完备的分工制度，各自忠实于自己的职责，其效率远远高于人类社会之上。为什么人类却特意称自己为"社会性动物"呢？

其中一个答案便是"文化的继承"。人类不仅会相互帮助，而且还会模仿和学习他人。最终，一个人想出的好主意会被社会成员所共享，并进一步传承给子孙后代。在其他生物当中，一般只有遗传信息会传给后代，因此动物们即便收获了任何有益的发现或知识也只能维持一代而已。然而，人类却能够把基因和文化两种信息"双重遗传"给后人。

看到这里，也许有人会反驳："猴子不是也能传承文化吗？"的确，在部分猴子群体中，获取食物、清洗食物的方法等会在群体之间传播并传递给后代。电视或杂志有时会报道类似的例子，使得这种现象变得广为人知。但我们不要忘了一个事实：只有极为罕见的案例才会成为"新闻"。如果换作是人类，这就只是司空见惯的情况，自然也就不会上新闻了。事实上，只有极小部分的猴子群体才会传承上一代的知识，而大多数猴子连"模仿同类"的行为都不存在，更不用说什么传承智慧了。

人类拥有独特的文化传承的习惯，由此凝练而成的最终形态则是"学校教育"。教育的运作方式，即教师向儿童（两人之间没有任何关系）传授知识，这一系统使得文化得以迅速且统一地传承下去。

另外，即使不身处教学环境中，我们也会自然而然地学习和成长。与在学校学习不同，这种场合下是没有"教师"的。实际上，这种"没有教师的学习"从某种意义上来说更能反映人类的行为活动。

那么，在没有老师的情况下，我们会依靠什么来获取信息呢？对此，格罗宁根大学的莫尔曼（Molleman）博士及其团队在上个月发表了一篇颇为有趣的论文。

博士团队设计了一个实验：他们聚集了多名参与者，让人们一起判断两个选项中选择哪一个能赢得更多奖金，每个人都会在过程中不断学习。通过这场实验，研究人员对"人类会参考什么来做出决策"进行调查，最后发现大致可分成三种类型。

第一种是自学型。这种类型的人不会参考他人的意见，而是完全依靠自己试错来寻找最佳答案。第二种类型是模仿已经成功了的人。第三种是"人云亦云"型，他们会遵循周围人的平均意见。

在不同的情况下，最有效的策略也不同。这意味着三种策略中并不存在一个最好的选择。反过来说，也就是人们需要依据实际情况来灵活地改变策略。

然而博士团队发现，参与者们会将各自所属的类型贯彻到底，无论在何种情况下基本都保持不变。换言之，人们对于行为准则的标准已经形成了惯性思维，不太具备灵活性。

莫尔曼博士在后文中表示，不同类型之间并不存在优劣之分，正是各种类型的人共同生活在一个集体中的"多样性"最终提高了整个社会的适应能力。也就是说，不论你属于哪一类，你都能为集体社会贡献自己的一份力量——自身的个性能够为整体的"互惠"添砖加瓦。这是多么令人振奋啊！

第四章　用科学解释"快感"

1　热爱可抵万难

"你为什么会从事现在这份工作？"来自耶鲁大学的瑞斯奈斯基（Wrzesniewski）博士及其团队在上个月的《美国科学院院报》上发表了一篇论文，文中指出：我们可以通过一个人对这个问题的回答，来预测他将来会否成功。

人们采取任何行动都需要有动力作为支撑。若用科学家来举例，那么他的动机则可能有"我想有一个伟大的科学发现""我想为人类带来福祉""我想成为研究所所长"等等。

动机因人而异，但在心理学中大体可划分为两类，即内部动机（intrinsic motivation）和外部动机（extrinsic motivation）。瑞斯奈斯基博士团队又突破性地提出了"内在动机"（internal motive）和"工具性动机"（instrumental motive）的分类。由于他们的定义更为明确，因此本文便沿用后者的概念进行说明。

内在动机，换言之就是纯粹的干劲。如果询问一个人"为什么你要做研究"，他回答说"宇宙的神秘吸引了我"或是"我想解开生命的奥秘"，那么这些就属于内在动机。总结来说就是因为热爱，所以去做。

另一方面，工具性动机则针对一个具体的目标，比如"我想出人头地""我想变得富有""我想得到奖赏"等等。它与内在动机的关键区别在于存在其他的替代方法，也就是还有另外的手段可以达成这些目的，这一点需要我们注意。还是以科学家为例，如果科研的目的是为了赚取名声与收入，那么其他方法也有的是，"做研究"只不过是实现目的的工具之一。这便是博士团队称其为"工具性动机"的原因。

与工具性动机不同的是，内部动机是无可替代的。假如一个人想要揭晓自然界的奥秘，他唯有成为一名自然科学家；梦想攀登险峻的山峰，则做登山爱好者；渴望描绘美丽的图画，则做画家；祈愿救死扶伤治疗患者，则做医生；若想钓起肥大的鱼儿，则做渔人……在上述的所有例子中，人们除了"这样做"以外再没有其他途径能达到目的。这就是内在动机和工具性动机之间决定性的差异。

想必大家都有过受到奖赏的经历。每当得到奖励时，我们都会备受鼓舞、干劲十足。为了获得奖励而工作是一种典型的"工具性动机"。但如果一个人仅仅出于对奖赏的欲望才工作，则很可能会被指责"动机不纯"。换句话说，人们通常认为工具性动机比内在动机低一个等级。

那么，如果人们同时拥有内在动机和工具性动机的话又会怎样呢？本文开头介绍的瑞斯奈斯基博士团队研究的正是这个问题。

博士团队以美国陆军学院的一万多名学员作为研究对象，进行了为期14年的调查。他们设计了一份包含31道题目的问卷，询问学员们立志成为陆军军官的理由。在这之中，既有回答"享受军队生活本身"这类内在动机的人，也有提出"想出人头地""想保卫国家""想守护家人"等工具性动机的人。研究团队判断这些学员是否成功的标准，则是看他们之后有没有如愿成为军官。

首先，研究者们发现，内在动机强烈的人晋升为军官的可能性更高，大约为内在动机较弱者的1.5倍，并且前者在升至军官后继续不间断工作五年的人数也是后者的2倍。这一结果不出我们的意料。然而有趣的是，即使是内在动机强烈的人，如果他们同时还抱有很多工具性动机，那么这些学员晋升军官的比率竟下降了20%之多。

人们往往以为，目标和梦想越多，我们就越容易保持住高涨的动力。但事实却恰恰相反，越是设定太多目标的人反而越不会持久地工作。在这些人自己都察觉不到的内心深处，他们可能抱有某种潜在的心理，这种心理使他们不得不提出如此多的目标，用理论武装来合理化自己的行为。不管出于怎样的原因，至少我们可以肯定的是，"仅仅出于热爱而做某件事"的人最终往往能取得理想的成果。

如今，儿童教育都在一味地教导孩子们"要有梦想和目标"。这篇论文给现有的教育方式带来了一记当头棒喝。归根结底，"热爱"才是最重要的。毕竟，爱从来不需要理由。

2　改变视角能带来快感

我经常让实验室的学生们想象一个如下的场景，来帮助他们在人生的转折点上更新自己的观点。

请你想象一下20年后的自己。你无从得知自己的人生会发生什么。也许你设法找到了一份工作，但有时你会忍不住在工作场合"摸鱼"。结果你还是和如今的自己一样一成不变。也许你无法一直对工作抱有热情，不知不觉间就被日复一日的工作磨平了棱角，你在平庸中蹉跎时日，也没有取得任何显著的成果，就这样过着差强人意的一生。然而，在一个昏昏沉沉的日子里，突然间，神明降临到了你的面前。

神："你后悔了吗？"

你："……"

神："我这里有一台时光机，你想不想试试？"

你："我一定拼尽全力重新过好我的人生！"

神："很好。我会把一切重置，回到20年前去吧！"

经过这样一场对话，你回到了此时此刻——假想这个重返过去的人就是现在的你，看吧，你是不是感觉浑身都涌上了一股不可思议的动力呢？

即使是同一个世界，换个角度来看也会使人感到新鲜，我们或许还能从中收获崭新的诠释或世界观。这种视角的改变就叫作"再构法"（reframing）。再构法不仅能给人带来新颖的观点，而且它也被公认为是灵感与幽默的源泉。

如前文所述，人类拥有自由改变视角的能力。这种能力从何而来？南加利福尼亚大学的埃米尔（Amir）博士及其团队在上个月的《大脑皮质》（*Cerebral Cortex*）期刊上发表了一篇相关论文。下面我就来介绍一下这篇文章。

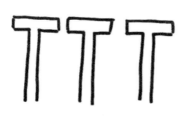
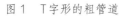
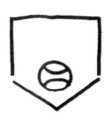

图 1　T 字形的粗管道　　　　　　　图 2　放置在本垒上的棒球

首先请看上面的图1，这幅图片上绘制着几个T字形的粗管道。但是如果我说这是"乐器小号的活塞按键"，你会如何回答呢？想必会恍然大悟地说："啊，原来如此！"这种感觉在英语中被称为"Aha moment"，意为"啊哈时刻"❶。脑科学家茂木健一郎在日本普及过这个概念，因此可能很多日本读者都对此有所耳闻。"啊哈时刻"正是一种改变视角的能力，同时也是激发灵感的原动力。

另一方面，幽默的过程则有稍许不同。请看图2，这是一颗放置在本垒上的棒球。如果把这幅图片解释为"王贞治❷的肖像画"，则会让人不由自主地会心一笑。这种体验就是"啊哈哈时刻"。

埃米尔博士团队围绕着"啊哈时刻"和"啊哈哈时刻"的大脑活动展开调查，研究发现，许多大脑部位在这两种情况下都很活跃。其中，颞顶叶交界处（TPJ）这个部位尤其引起了我的兴趣，它在"啊哈哈时刻"的活动更为强烈。

TPJ是一个客观分析自我的脑区。如果研究人员使用电流来人为地刺激人们的TPJ，被试者甚至有可能实现"灵魂出窍"，能够从身

---

❶ 亦被翻译为"顿悟时刻"。——译者注

❷ 王贞治，日本著名职业棒球选手，原籍中国浙江。——译者注

体外看到自己。也就是说,幽默和灵魂出窍都是一种视角的转移,从这层意义上来讲,二者具有相同的进化根源。

对于野生动物来说,TPJ还有着感知自己所在位置的作用。当动物们站在同一个地点向左看或向右看时,视野中的景象会随之变化,但自身的位置是没有变的。因此动物们必须从客观的视角了解自己的情况、补充并修正大脑中的信息,这样它们才能摆脱视觉信息的限制,认识到自己"身处固定地点"的不变性。实行这一功能的大脑部位,正是TPJ。

从进化的角度来看,理解幽默感的能力是由感知"地点"的能力引申而来的——获悉这个意料之外的事实让我惊喜不已。然而,我因认识到了这样的事实而感到兴奋,这本身就是一个"改变视角"所带来的"啊哈时刻"。这种状态就像套娃一样奇妙,而这份奇妙的感受又会进一步刺激大脑产生更多的快感。

这就是关键所在!埃米尔博士团队表明,在某种观点的视角发生改变的一瞬间,不仅是TPJ,大脑的奖励系统(引发快感的神经系统)也会得到激活。综上所述,从崭新的视角重新审视某样事物,这一行为对于大脑来说是一种本质上的快感。

3 品尝美味会带来快感

品尝美味食物是我最大的爱好。不对，这个说法其实并不恰当。我们并不是因为某样食物美味而喜欢它，准确地说，是因为我们喜欢这个食物，所以才会用"美味"一词来形容它。然而在日常生活中，人们却对"因为美味所以喜欢一样食物"这种奇怪的表达方式不以为意，而没有意识到其中的本末倒置。

这也反向证明了饮食的快感可以盖过一切，以至于我们甚至忽视了这个因果颠倒的矛盾现象。对于物种的延续来说，摄取充足的营养就和繁殖一样，都是必不可少的手段。因此，人们能从食物中获得如此巨大的快感，这也就丝毫不令人意外了。

味觉主要由酸、甜、苦、咸、鲜五种构成。在这五种味道中，纯粹的快感只有甜味和鲜味，二者可以给人带来绝对的快乐。

甜味的成分是糖，成熟的水果中就含有大量糖分。鲜味则相对复杂一些，大部分来源于氨基酸和核酸，例如谷氨酸和肌苷酸等，在肉类中含量较多。在原始时代，人类会冲动地寻找水果或兽肉这类营养价值高的食物，这是他们所具有的利于生存的本能。我们现代人作为原始人的后裔，有时也会前往高级餐厅，花费高额的费用来享受甜味与鲜味的盛宴。也许这种环境对原始人而言十分奇特，但行为的本质是相同的。

顺便补充一点，人类的牙齿排列与狮子等兽类不同，短平的牙齿不适合咀嚼生肉，并且奔跑能力也不敌猎豹等野生动物。那么，既不是食肉动物也不擅长狩猎的原始人以什么作为主食呢？

有一种观点认为是"骨髓"。原始人会等狮子或鬣狗把骨头上的肉剔干净之后，用石头敲碎骨头，吸食中间的骨髓。

骨髓的营养价值远远超过肉，而且还富含鲜味成分，所以非常"美味"。时至今日，豚骨拉面和牛尾汤等含有骨髓的食物仍然广受人们的欢迎。从进化的角度来看，这也是合情合理的。

鲜味的成分被锁在细胞中，在细胞破裂后会从内部渗出。植物细胞的细胞壁非常坚韧，很难破坏，因此人们需要费些心思才能提取出其中的鲜味成分。最快捷的方法就是加热，细胞受热后破裂，鲜味也就散发了出来。日本料理中经常会用到"熬高汤"的烹饪方法，其实就是通过热化学来提取食材的鲜味成分。

然而，简单的加热并不是获取鲜味的完美手段。鲜味的成分是氨基酸和核酸，它们原本存在于蛋白质或DNA等高分子之中。如果这些成分仍然保持高分子的状态，人们是无法品尝到鲜味的。只有当高分子被分解成氨基酸和核酸时，才能给人带来鲜美的味觉。

反复加热是分解高分子的方法之一。在细胞受热破裂后，只要将其冷却一段时间并再次加热，蛋白质和DNA就会被破坏，从而成功分解。无论是日式炖菜还是西式焖菜，放到第二天再吃，都会更加美味，原因正是在此。

除了加热之外，也有其他提取鲜味的方法，这些方法会利用到细胞本身所携带的降解酶和细菌。例如，熟成、熏干和发酵等加工手段都属于此列。过程乍看之下很烦琐，本质上都是通过化学反应来获得鲜味成分。虽然此类方法跟加热相比需要花费更久的时间，但高分子同样会降解，使鲜味成分能够析出。

饮食文化是化学实验的具象化。人类通过长期的经验和实证调查，不断地积累着提取鲜味成分的技术。浓缩的鲜味会集中刺激舌头上的兴奋点。

所谓美食，说它是"舌尖上的SPA"也不为过。品尝美味的食物，就是在用舌尖上的快感来刺激神经、取悦自己，这是自我安慰的终极手段。

4　快感和不快之间仅一步之遥

快感和不快看上去似乎是完全相反的两种感受，但实际上，它们就像莫比乌斯环的正反两面一般，只有一步之遥的差异。

举例来说，耶路撒冷希伯来大学的阿维泽尔（Aviezer）博士及其团队在2012年的《科学》期刊上发表了一项实验。他们向实验参与者展示了一些面部照片，要求参与者仅仅通过表情来判断照片中的人是正陶醉地享受音乐还是正为输掉比赛而懊恼。实验结果表明，参与者根本无法仅从面部表情辨别对方的心理状态。这意味着，在极限状态下，人们在快乐与不快时的表情是相同的。

婴儿在小便后和在感觉困倦时都会哭泣。大人们往往误以为他们的哭声是在要求"给我换尿布"或者"我要去床上睡觉"，但是小宝宝当然没有能力提出这么复杂的要求，他们哭泣只是因为感到不快。

我们可以通过测量小便和哭泣的时间点来了解这一点。婴儿是在小便之前开始哭泣的，说明他们并不是因为穿着难受的湿尿布才哭，而是因为憋尿不舒服。困倦的时候也是同理，困意会让婴幼儿感到不快，所以他们总是在睡前哭闹。

成年人也许很难理解这种不快的感受。这是因为经验已经告诉我们，憋尿时只要去小便就畅快了，困倦时则能够睡得更加香甜。也就是说，这些生理感觉在人类出生时本应是不快的，但经过后天的学习，人们把它们解读为了"释放前兆"的信号，反而从中体会到了感官上的快感。

为了帮助大家理解这种心理结构，下面我需要用油门和刹车的比喻来解释身心的平衡。

我们的身体从来不会一脚把油门踩到底，身体在踩油门时，同时也会踩下刹车。打个比方，人类伸出手臂时不仅要收缩伸肌，同时也会收缩屈肌，只不过伸肌的收缩力道更强一些，如此便完成了手臂伸展的动作（紧急关头下的爆发力和举重运动属于特殊情况，比较接近油门全开的状态）。

疼痛感也可以用这个理论来解释。当人们感觉到"好疼！"的同时，大脑会释放出"不疼！"的信号。缓解疼痛的神经物质是内啡肽和脑啡肽，它们被称为"大脑麻醉剂"。这套神经系统不仅能够镇痛，同时也会带来最强烈的快感。

有些人嗜好"从疼痛中体会快感"，这种情况则是油门和刹车之间的平衡偏向了刹车一方——他们的大脑在感受到疼痛时释放了过多的麻醉剂，于是伴随痛觉而产生的快感则抢占了主导地位。

顺便补充一下，感知辣味的神经是位于舌头上的"痛觉"神经（所以辣味不属于"味觉"）。如果我们给动物喂食辛辣的食物，就能清楚地了解到这一点。辣味是一种痛觉，所以它在本质上是令人不快的。

然而人类却很喜欢在烹饪中使用香辣调味料。尽管每个人的体质有所不同，但仍有一部分人对辣味表现出了超乎寻常的迷恋。这同样是因为快乐克服了疼痛，换句话说，这是一种平衡失调的症状。

这种情况并不罕见。同样的原理也适用于小便和睡眠，这些原本不快的体验却转变为了快感，人类可以说是在后天学习下养成的受虐症（masochism）。

跑步者会在长跑中感受到的快感❶以及工作狂不工作就浑

---

❶ runner's high，有"跑步者兴奋""跑者愉悦感""跑步者亢奋情绪"等翻译。指运动量超过某一阶段时，跑步者出现的愉悦感受。——译者注

身难受，还有些人喜爱咖啡或啤酒等苦味饮料……类似的例子举不胜举。人类这种生物就这样在快感与不快的莫比乌斯环上不停地徘徊。

5 "同理心"与"同情心"研究的潜在价值

同理心和同情心是一对相似但不同的情感。经典电视剧《无家可归的小女孩》中有一句名台词："如果你同情我就给我钱！"[1]如果改成"如果你有共鸣就给我钱"的话，这句台词的神韵也就发生了变化。

同理心，也就是设身处地地体会对方的痛苦，并且感同身受。同情心则是怀着"好悲惨""真可怜"等想法，以高人一等的姿态怜悯他人。

在心理咨询中，同理心比同情心更重要。这是因为同理心是站在和对方相同的立场上产生共鸣；同情心则与之相反，是（在"还好痛苦的不是我自己"这种心态下）从第三者的视角揣测对方的心情，

---

[1]《无家可归的小女孩》，1995年播出的日本著名电视剧。主人公小玲是一个只相信金钱的小学生，这句话是她的经典台词。——译者注

含有一种事不关己的冷漠态度。

尽管如此，同情心并不是一种不妥的情感。尤其是对于人类来说，怜悯是利他行为的驱动力。人们出于同情，无法对遇到困难的人置之不理，便会采取志愿服务或捐款等救助行为。

话又说回来，我刚刚写道"对于人类来说"，难道人类以外的其他动物就没有同情心了吗？芝加哥大学的巴塔尔（Bartal）博士及其团队在三年前的《科学》期刊上发表了一则视频，他们拍摄到了老鼠救助被困陷阱的同伴的关键一刻。有趣的是，老鼠明明可以事先吃掉饲料再去救助同伴，这样它们就能多享用一份食物；然而它们却选择了先救伙伴，然后再与同伴分食饲料。如果两只鼠之前一直在同一个笼子里共同生活，它们的救助倾向还会更明显。

利他行为源于大脑的哪个部位呢？在我的实验室里，我们正在对老鼠开展一项同理心实验。老鼠在看到受到电击惊吓的同伴时，同样也会感到害怕，仿佛自己也遭受了电击一般。而在患有自闭症的老鼠身上，则没有观察到这种心理的复制。也许这是因为它们在自闭症的状态下不太能够理解对方心境的缘故。

我们研究了老鼠在产生同理心时的大脑活动，发现有一个大脑部位的活动较为突出。它就是 ACC，译名为"前扣带回皮质"。

寻找同理心的来源时却追溯到了 ACC，这一结果令我们十分意外，因为 ACC 是关联"疼痛"的大脑区域。也就是说，这一事实表明，当我们在理解他人的疼痛时，用来感受自身疼痛的大脑回路也被激活了。我们在心中重演了他人的痛苦，把它当作了自己的经历来体会。

上个月，斯坦福大学的帕维兹（Parvizi）博士及其团队进行了一项大胆的人体实验，目的是调查"人类在 ACC 受到电流刺激时会产生怎样的情绪"。实验的结果令我大受震撼。

我们可以预见，由于 ACC 是一个掌管痛苦的大脑部位，刺激它可能会使人感到非常难过。实际上，的确有一名实验参与者联想到了他在开车时遭遇暴风雨而举步维艰的场景。然而，参与者所产生的情感不只如此，同时还生出了"无论如何我也要克服这个困难"的强韧意志。他心中想："只要跨越那座山头，我就能走出风暴了。好嘞，加油吧！"

这是一个很有趣的发现。人类的大脑中设置了"我要克服面前的困难来打破现状"的回路，这一点固然重要，但我们同样不能忽视的是，这种情绪是由 ACC 的刺激所产生的，而它同时也是诱发"同理心"的大脑部位。虽然"同理心"本身只是单纯的痛苦，但想要克服这份痛苦的愿望则是"同情心"。换句话说，掌管同理心的 ACC 回路有可能使人产生"我要不惜一切代价帮助遇到困难的人"的想法，并从这种利他的愿望中滋生出同情心来。

学界对于同理心和同情心的研究才刚刚走上正轨，但我感觉，二者之间的相关性似乎已初见端倪了。

6　人们喜欢悲伤音乐的原因

撰写这篇文章的时候，我正听着普契尼 ❶ 的歌剧《波西米亚人》。这部杰作融合了优美的旋律与诙谐的台词。每每听到最后爱人去世的那一幕，我都会情不自禁地潸然泪下。

这真是不可思议，人类为什么会创作悲剧、欣赏悲剧呢？我们在恋情受挫、考试失利、亲人去世时，往往会感受到一种胸口刺痛般的痛苦，那种痛苦是我们这辈子都不愿再去经历的。

然而，为什么我们却往往一边抗拒着悲伤的现实，另一边又沉

❶ 贾科莫·普契尼（Giacomo Puccini），意大利歌剧作曲家。——译者注

醉于悲伤的故事之中呢?

东京大学的冈谷一夫博士及其团队在去年表示,听悲伤的音乐其实并不令人悲伤,反而会给人带来快感。这一发现非常重要,它表明了人类的知觉和情感不一定是保持一致的。也就是说,即使人们理性上明白自己在听一首悲伤的歌,但感性却将其当作是一种"快感"。

鲍林格林州立大学的潘克塞普(Panksepp)博士及其团队也已经证实,悲伤的音乐比起欢快的音乐更能高效地引发人脑中的快感。由此产生的快感是一种会让人浑身起鸡皮疙瘩的快乐。我们可以从这一现象推测出,悲伤的音乐激活了大脑的奖励系统。

自古以来,学界对于悲伤音乐(或者小调式乐曲)所带来的"快乐"始终议论不止。在近年来的著作中,来自马里兰大学帕克分校的莱文逊(Levinson)博士的研究尤其受到了人们的关注。

博士在文章中列举了人们喜欢悲伤音乐的原因。首先有一个简明易懂的原因,那就是"共享同一种心情会令人愉快"。与他人分享喜怒哀乐是人类社会不可或缺的一种行为,当人们的心灵和其他人处于同一波段时,便会感觉心情非常舒畅。博士的观点认为,听悲伤的音乐正是这种心理的延伸。通过音乐，人们与作曲家和歌手达成了心灵上的同化，由此便产生了快感。

此外，博士还提到了另一种心理：人们借助悲伤的音乐确认了自己还拥有感受悲痛的能力，并会为此而感到喜悦。毕竟悲剧不会频繁地发生，我们不可能每天都要参加亲人的葬礼，大部分日子里并没有什么令人悲恸大哭的事件。而悲伤的音乐提醒了我们："我还能对音乐产生共情。"尽管日常生活很平淡，但我们仍然能通过这样的方式来确认自己的情感还没有麻木。

顺着这一系列研究的脉络，柏林自由大学的塔鲁菲（Taruffi）博士及其团队在上个月发表了一篇论文，这篇文章也具有重要的意义。博士团队以772人为对象，详细记录了他们在听悲伤音乐时的心理活动。调查表明，人们产生最多的感情是"怀旧"。他们会追忆过去发生过的类似经历，并沉浸在感伤的情绪里。博士团队在同一场调查中还发现，追忆的背后其实还存在着一种潜在心理，即他们会清晰地认识到"音乐终归只是虚构的，和现实中的我无关"。反正经历悲剧的人不是我自己——这种安心感也是一种快感。

7　难以消受的无聊乏味

在工作忙到焦头烂额的时候，我有时会突然冒出这样的想法：
"我这样一刻不停地工作，累得像拉车的马似的，到底是图什么呢？
真希望偶尔能放上一整天的假，自由自在地放松一下。"偶尔这种想
法还会变本加厉："我已经受够这种争分夺秒的生活了！真想早点退
休，享受优雅从容的老年生活啊。"

我把这想法跟朋友一提，他却劝告我："你向往的那种什么都不
做的生活只不过是你的幻想罢了，你得对自己还能工作的现状心怀感
激才行。毕竟啊，时间充足的生活可比你想象的无聊多了。"

弗吉尼亚大学的威尔逊（Wilson）博士及其团队在这个月的
《科学》期刊上发表了一篇论文，他们的实验已经证明，朋友的忠告
是完全正确的。

博士团队召集了605名志愿者，要求他们在一个小房间里发呆，
什么都不能做。房间里空空如也，没有任何装饰。书本、纸笔、手机
等物品当然也是禁止带进去的。研究人员在6～15分钟后将参与者
们请出房间，并询问他们"什么都不做"的感受如何。

虽然不用工作也不必学习听起来很幸福，但实际上，大部分参与者的回答是"不开心""痛苦"等等。他们能做的只有胡思乱想，不仅思考的内容十分散乱，似乎对于思考这个行为本身也很难集中精力。即使房间里完全没有分散注意力的刺激或诱惑，人们还是无法集中精神——人类的心灵真是奇妙啊！

实验对象的年龄介于18岁至77岁之间，不分男女。所有人都普遍存在这种倾向，和年龄或性别无关。

那么，当人们被关在一个没有任何刺激的环境中时，究竟会有多么不愉快呢？为了解决这个问题，博士团队在房间里安装了一个电击装置。只要按下按钮，这台装置就会发送电流，电击实验对象的脚踝。实验的目的则是将受到电击的不快感与忍耐乏味的不快感进行比较。

实验开始前，参与者们事先体验了这种电击。所有人都表示"这种刺激很不舒服"，其中有76%的参与者选择了"宁可支付5美元也不想再承受一次电击"的选项。

然而令人惊讶的是，当参与者必须在这间房间里待够15分钟时，有34%的人主动按下了电击按钮。这意味着，无聊的苦闷超过了电流刺激的不适感，即便会遭受痛苦，有事情发生也比什么都不做更令他们容易接受。

这种趋势在男性中更为明显，有67%的男性按下了按钮，甚至还有人在15分钟内按了两次以上，平均结果为1.5次。

威尔逊博士团队表示："人类的心灵在设计上是与外界相联系的。所以即使是在独处的时候，人们也会把思想聚焦到现实世界当中。"

日本京都有一条名为"哲学之道"❶的小径。想必那些修行心灵的哲学家或艺术家们也是同样，比起关在房间里审视自己的内心，他们在大多数情况下会选择外出散步，从外界的刺激中获取灵感吧。

心灵只要一联系到外界就会发挥功能，这就是心的自然状态。因此，若要将心灵与外界隔绝开来，人们需要进行瑜伽或正念❷等特殊的精神训练，否则就会很难忍受孤独。威尔逊博士团队基于这一系列事实在论文的最后做出了总结——"不成熟的心智耐不住寂寞"。

看来，要想好好享受优雅的退休生活，我得提前锻炼出一颗与

❶ 相传日本著名哲学教授西田几多郎常在这段小路上漫步思索哲学难题，故此得名。——译者注

❷ 正念（Mindfulness），一种精神训练方法。强调有意识地觉察、将注意力集中于当下，以及对当下的一切观念都不做评判。——译者注

之相配的"心"。相比之下，遵循朋友的忠告，投身忙碌的工作，对于现在的我来说似乎才是更轻松的生活。

8　"合拍"是怎样一种状态？

人类是一种社会性的生物。若从微观层面上看社会内部的关系，我们会发现人类社会在大部分情况下不是集体之间的关系，而是个人与个人之间的关系。也就是说，个人的关系错综复杂地交织在一起，于是"社会"这一非线性的现象便诞生了，这就是集体的基本原理。

话虽如此，但不同的人性格不同，世上并不存在一模一样的两个人。因此，自然也就出现了合拍的人和相处不融洽的人。那么这种"合拍"的状态究竟该如何定义呢？某些情况下，人们还可能会单方面地误以为自己和对方相处融洽，这也能称作真正意义上的"合拍"吗？每个人都有过和他人"合拍"的经历，按理说我们都知道这是一种怎样的状态，然而一旦要对此做出严格的定义，它就仿佛从指缝溜走的沙子一样，变得无法捉摸了。

一些研究者正在尝试从科学的角度阐明什么是"合拍"。下面就来介绍一下普林斯顿大学的哈森（Hasson）博士及其团队的成果。他们在2010年的《美国科学院院报》上发表了一篇论文。在这项研究中，大脑活动的图像数据为上述问题提供了重要的线索。

博士团队利用磁共振功能成像技术，拍摄了两个人在自然状态下进行对话时的大脑活动。研究发现，在对话顺畅时，说话者与听话者的大脑活动模式是相似的。包括额叶、颞叶和顶叶等部位在内，大脑整体都发生了同步的活动。然而，一旦两个人自说自话、对话无法衔接时，这种同步就会立刻消失。

换句话说，人们在心理同步时热烈交谈的状态可以说是"大脑活动的时空模式相互复制、彼此吻合的状态"。我们经常会用"心意相通""心心相印"等词语来形容一次相谈甚欢的对话。从大脑活动的角度来看，这种表述也的确得到了印证。

研究者们对会话时的大脑同步模式展开进一步的调查，又发现了一些有趣的现象。他们通过严密的计算得出，大脑的活动并不是完全同步的。与说话者相比，听话者的活动存在些微的"延迟"。毕竟听话者需要倾听和理解对方的话语，所以大脑活动稍有滞后也是理所当然的。平均而言，时差大概在三秒左右。

然而令人惊讶的是，其中有一个大脑部位的情况却正好相反，反而是听话者的活动更早开始——这个部位就是左半球的颞上回后部。这个大脑区域越活跃，人们的对话也就会衔接得越顺畅。这意味着什么呢？

颞上回后部被公认为是参与"预测"的大脑部位。换言之，如果听话人提前预测了对方下一步会说什么，并在正确的预测下进行对话，那么这段时间里的会话则会进展得十分顺利。确实如此，如果我们不能推测接下来会发生的对话，也就不会产生"合拍"的感觉了。这样想来，"合拍"这种状态似乎可以解释为"在对方说话之前就先一步理解了他的意图"。

如果让我说出一个大脑最重要的功能，我会回答"准备"，也就是提前预期、做好防备。哈佛大学的巴尔（Bar）博士也把大脑称为"先发制人（proactive）的器官"。大脑工作的核心，即预判接下来会发生的事情，并依此做出恰当的选择。当我们提前做好的准备"押中"了对方想要说的话，便产生了"合拍"的感受。

9 孤立排挤现象是不可避免的

我还记得，那天是期待已久的学校郊游的日子。然而一大早，家里的电话就响了起来。我顿时心里一沉，预感到郊游多半是受恶劣天气影响而临时取消了。

如今，学校通常会群发电子邮件来联系师生。但在那个时代，我们采用的是截然不同的联系方式。学生们形成了一张连锁的"联络网"，我们会一个接一个地打电话传递信息，从而通知到全班所有人。虽然方法比较原始，但信息传播的过程中不会遗漏任何一个人。从这一点来看，这个系统还是很合理的。

如果我们不建立联络网，而是在口口相传中自然地传播信息，会造成怎样的结果呢？想必有些人在第一时间就获悉了消息，但也有一部分人并不擅长于此，较晚才了解到情况。更有甚者，可能会有一些被孤立的人完全接收不到信息。

在上个月的《公共科学图书馆·综合》（*PLoS One*）期刊上，有两篇论文提出了重要的观点。二者都借助了简单的计算机模拟技术，最终发现，从数学的角度来看，"孤立"是一个不可避免的现象。

首先从杭州师范大学的刘博士及其团队的研究说起吧。博士团队建立了一个计算机内的虚拟世界，这里生活着大量的"人"。在现实世界中，并不是所有的社会成员之间都互相认识，因此这个虚拟世界里也同样，只有一部分"人"之间存在联系。研究团队还仿照现实社会，进一步给这些联系设置了或强或弱的差异，以此来控制传递信息的效率。

研究人员观察了信息是如何在这个"虚拟社会网络"中传播的。他们发现，无论怎样调整网络的结构，总会出现一些传播不到的"信息盲区"（可能是地区，也可能是人）。也就是说，信息传递不到位并不是人们恶意为之的结果，而是在错综复杂的人际关系下产生的自然现象。

接下来，就说到韩国蔚山国立科学技术院的金博士及其团队的论文了。这项研究探讨了排挤现象的产生原理。日本俗语"村八分"❶的意思即为把一部分人排斥在团体之外。尽管所有人都对这种行为于心不忍，但不论是在什么时代、不论是在何种文化背景下的哪一个地区，我们都能普遍看到类似的现象。这种极高的普遍性预示着排挤现象是不可避免的，它是"团体"的基本原理所带来的副作用。

在金博士团队所建立的虚拟世界中，人们都希望能归属于一个

---

❶ "村八分"，江户时代的一种制裁，对于村落中违反村规和破坏秩序者，全体村民会与其断绝往来。此词也被引申为"孤立排挤"之意。——译者注

和自己爱好相投的团体，并且会遵循着这种愿望来做出相应行为。为了让这个世界更接近人类社会，博士团队设置了一个规则：越是相似的人大量聚集在一起，这个团体就越有吸引力。这也是他们给整个模拟过程设下的唯一规则。

模拟开始后，人们开始各自组成小团体，团体的规模扩张得越来越大。研究团队发现，虚拟世界中出现了一部分少数派，他们不属于任何团体，被整个社会孤立在外。这种孤立现象不需要理由，每个社会成员都有可能无缘无故地沦为牺牲品。而且一旦开始了孤立，情况就会加速恶化，几乎再无挽回的可能。

金博士又提出了一个更为重要的发现：如果团体里有一个利他主义的"老好人"，他没有明确的自我偏好，总是为了成员之间的友好相处而从中斡旋，那么他所在的这个团体就会更加稳固，规模会成长得更为庞大。然而出人意料的是，恰恰是这个人更有可能成为孤立的对象、被团体所排斥。

需要我们注意的是，模拟实验没有配置"恶意"，它并不是故意制造了这些排挤行为。只不过每个人都想和跟自己相似的人相处在一起，人们的这份"渴望"在社会上相互影响，便滋生了排挤的副作用。

　　读完这两篇论文，我心头的愁闷久久不能散去。即使集体生活无法避免孤立排挤的结果，我们也不应该无条件地肯定这种现象。相反，我认为这是对我们人类的一场考验。尽管孤立与排挤从数学的角度来看是一种宿命，但越是如此，我们越是要开动智慧、改写命运——至少我个人是这样看待这两篇文章的。

10　欣赏音乐是人类的特权

　　我喜爱古典音乐，平日里经常听，就连在上下班的路上也不例外。我往往会戴着耳机，沉浸在音乐的世界里怡然自得，时不时还会忘我地跟着节奏晃动身体。直到突然回过神，我才想起自己正身处公共场合，不由得有些尴尬。

　　人与音乐是密切相连的。自古以来，每一种文明中都有音乐的存在。目前已发现的人类最古老的乐器是骨笛，那已是4万年前的古物了。在所有的艺术活动当中，音乐同绘画一样，二者都有着格外悠久的历史。

　　那么，音乐是何时诞生的呢？达尔文在《人类的由来及性选择》

中写道："所有动物都能感知节奏与旋律，因为它们的神经系统是相似的。"这一观点究竟是否正确？

一般认为，音乐的三大要素分别是节奏、旋律与和声。然而，这只是从西方音乐中总结出来的一个片面的定义。如果放眼全世界，我们就会发现不少音乐并没有完全具备三个要素。许多民族音乐不包含和声，还有一些音乐甚至没有旋律，仅仅由节奏构成，比如代表性的例子有日本的传统乐器和太鼓等。而另一方面，无论在哪一个民族中，我们都找不到没有节奏的音乐。这意味着，节奏才是音乐的核心。

我们从儿童的成长过程中也能认识到这一点。新生儿在刚出生时就已经能够识别音乐的节奏了，然而旋律则不然，直到他们大约四个月大时才掌握了识别旋律的能力。

的确，生命的各个环节都少不了节奏，例如心脏的跳动或行走等等。因此正如达尔文所说，（旋律姑且不论）感知节奏也许确实是所有动物共有的一种能力。

然而，塔夫茨大学的帕特尔（Patel）博士却对达尔文的假说提出了异议。博士指出，"跟上节奏"是人类所独有的现象。人类能够与音乐达成同步，随着节奏拍手、跺脚、律动和舞蹈，即使节奏突然变化，人们也能迅速调整、重新跟上拍子。

　　除人类以外的动物则很难与节奏同步。有研究者耐心地对猴子进行了长达一年的训练，教它们跟着节拍器的节奏打拍子。等到猴子终于学会后，研究者发现，它们在节奏的把握上比节拍器稍有延后。这与人类的情况不同，人类会预测下一个节拍何时到来，并与节拍器同时，或是稍早于节拍器打出节奏。这就是人类能"跟上节奏"的本质。

　　如果换成黑猩猩这种更高级的猿类又会如何呢？有报告称，研究者对三头黑猩猩进行试验，其中一头学会了正确地打节拍。但这头大猩猩也只有在特定的节奏下才能成功，一旦节拍变化就乱了阵脚，无法做到灵活的同步。

　　随着训练方式不断改良，也许到了未来，人们会发现猿猴也能打准节拍了。然而重点在于，动物必须接受训练，否则它们并不能自主地学会这一行为。而人类却是无师自通的，在一岁左右时就能自然而然地跟上节奏了。

　　归根结底，欣赏音乐是人类的特权。看来戴着耳机一边听音乐，一边情不自禁地跟着节奏摇摆也没有什么可难为情的。虽然听上去我像是在给自己找借口，但这的确是我们值得自豪的、作为人类的证明。

11　新发现会带来快感

当人们借助一个新的方法成功做到某件事时，会比使用通常的方法给大脑带来更大的快感——上个月，法国国家健康与医学研究院的凯什兰（Koechlin）博士及其团队在《科学》期刊上发表了一篇论文，他们在文中公布了证实上述观点的实验数据。

在人的一生当中，我们不断地在"搜集信息"与"利用信息"之间做出抉择。举个例子，假设你搬到了新居，你首先需要自己探一探附近有哪些合你胃口的餐馆。这就是"搜集信息"，即收集知识的行为。

经过一段时间的探索，你便知道自己喜欢哪些店了。你已经不需要继续探店，只要直接前往喜欢的餐厅用餐即可。这便是"利用信息"，也就是基于收集到的知识采取行动。

话虽如此，总做同一家餐馆的常客未必是最好的选择。如果最近又另外开了一家新店，有可能会提供更加美味的菜品；又或者，你曾经不喜欢的店里换了新的厨师，餐厅口味大有提升也说不定。

所以，我们除了去最爱的那些店之外，有些时候也必须"花心"一下，试一试其他的餐厅。这意味着人们不会固守于"利用信息"，而是会穿插着"搜集信息"。两种策略相辅相成，从而不断更新自己的知识。

那么，大脑是如何在搜集信息与利用信息这二者之间切换方案的呢？为了解决这个问题，凯什兰博士团队测量了大脑的活动。结果不出所料，多个大脑部位都参与了这场决策。

例如，人们在判断当前的选择是否正确时，内侧前额叶皮层被激活；在推测其他选项的成功率时，额极皮层被激活；在改变选择方案时，纹状体被激活。此外，当选择行为正确时，伏隔核被激活；而在选择错误时，前扣带回皮质（ACC）被激活。

这么多的术语也许看起来有些眼花缭乱，简而言之，有专门的大脑回路掌管着人类的每一个行为和每一次判断。

在这些部位之中，对失败有所反应的ACC需要我们的额外注意。ACC原本是对疼痛做出反应的大脑回路。也就是说，这个专门用来感受痛觉的大脑部位由于感知到"失败"的不快感而受到了激活。人们常常说"失败令人痛苦",从大脑的角度来看,这一说法的确十分恰当。

另一个重要的发现是,比起成功地利用信息,伏隔核在成功搜集信息时的活动更加活跃。换句话说,人们可能会在经常光顾的店里品尝美味,也可能会尝试新的餐厅并惊喜地吃到好吃的食物,即使二者的美味程度是相同的,后者也会给人带来更强烈的快乐。

当我们没有走一如往常的回家路,而是找到了另一条捷径时;当我们没有采取常见的方法,而是想出了一个独特的解决方案时……这些意外的发现,的确会让人欢欣不已。

搜集信息就像买彩票一样,可以说是一场"赌博"。我们不一定能够成功,这种忐忑的心理状态是令人"不快"的。在这种情况下,"摆脱不快"本身就是一种快感;进一步说,"做出选择"的行为就是这样的一种快感。如果选择的结果还很理想,那就更是喜上加喜了,正因如此,一次成功的搜集信息才会让人们感到格外喜悦。我不禁联想到,也许这就是为什么人类从来无法安于现状,永远行走在探索"未知"的道路上。

12　老鼠也会后悔

美国作家埃里奇·西格尔（Erich Segal）曾对"爱"做出了这样的定义——"爱，是永不后悔"。

这句表达很是别出心裁。付出一腔深情却不图回报、即便无疾而终也心甘情愿，这种不留后悔余地、全身心奉献的态度，正是所谓的"真爱"。

这里我就要提出一个问题了：那什么是"后悔"呢？下面，就让我们试着追溯一下后悔这种心理的根源吧。

一般来说，人们对处境不满的情感可分为两种，一是失望，二是后悔。失望是由于希望落空而产生的负面情感；后悔则是由于自己做出的选择（或是由于自己没有采取行动）造成了不好的结果，从而产生的负面情感。换句话说，后悔需要人们站在退后一步的位置上，以俯瞰全局的心态反省自己"也许我本可以做出更好的选择"。因此，后悔是一种比失望更高级的情绪。

研究者已经确认，人类以外的其他动物也会产生失望的心情。例如，猴子在获得食物时，大脑中的快感神经系统就会被激活，但如果食物少于预期，则感受快感的大脑活动会减少。也就是说，大脑会以"抑制快感"的形式来处理失望这种情绪。

那么，后悔又是怎样的呢？人类以外的动物存在后悔的心理吗？在此之前，学界尚无人对这一问题展开翔实的研究。

直到最近，明尼苏达大学的雷迪什（Redish）博士及其团队大胆地挑战了这一难题，并将研究成果发表在了这个月的《自然－神经科学》（Nature Neuroscience）期刊上。他们对老鼠进行了一场实验，研究表明：老鼠也会后悔。

实验设计非常巧妙，还结合了行为经济学的研究方法。实验人员设置了一个四方形的环状道路，将老鼠放入其中，并训练它们沿着道路逆时针绕圈。道路的四个角上分出了岔路，岔路尽头放置有一个提供食物的托盘。如果老鼠在岔路的入口处等待，食物就会被自动投放到托盘上。等待的时间是不确定的，最短1秒，最长45秒，等待时间的长短可以通过声音得知。听到声音后，它们既可以选择等待，也可以跳过眼前的岔路直奔下一个食物——行动的选择权掌握在它们自己手中。

老鼠也有偏好。如果一个投食点的食物是它们喜欢的口味，它们就会多忍耐一段时间；但如果不是特别喜欢的食物、等待时间又较长的话，它们就会跳过此处，前往下一个目标。

　　这种选择存在"后悔"的空间。研究者观察老鼠的行动发现，如果一处投食点不需要等待太久，它们选择了跳过，但到了下一个目标点却发现等待时间很长的话，老鼠们就会反复回头看刚刚经过的投食点，仿佛是在说："糟了！"又或者，它们会飞快吃掉姗姗来迟的食物，然后急忙冲向下一个投食点。这体现了它们试图弥补失去的时间的心理，我们在人类身上也能够看到同样的行为。

　　博士团队记录了老鼠在后悔期间的大脑活动，他们发现，眶额叶皮质中的神经会对"错过的食物"做出反应。眶额叶皮质也被公认为是人类感到后悔时的重要大脑部位，因此雷迪什博士团队的这一发现具有重大的意义。我们可以推测得知，人类和老鼠在悔恨"失败的过去"时使用的是相同的大脑机制。

　　不过话说回来，真的没想到老鼠也会后悔。我想象了一下，竟然莫名地感觉还挺可爱和亲切呢。

第五章　看不到的微观世界

1　昆虫能嗅到二氧化碳的气味

前些日子，我提着大件行李去坐地铁，坐在我身前的一名男子一边说着"请坐"一边起身给我让座。这是生平第一次被人让座，虽然感觉有些不好意思，但我还是欣然接受了他的好意。

突然间，一个问题浮现在我的脑海：什么是"有眼力见儿"？好比一个人给行动不便的人让了座，我们就会说这是个"有眼力见儿"的人。相反，如果一个人没有注意到身旁有人需要帮助，那他就是一个"没有眼力见儿"的人。那么，这样的人对于"自己没有眼力见儿"是否自知呢？

要是一个人明明注意到了有人需要座位却不让座，我们不会说他"没有眼力见儿"，而会说他"心眼坏"。也就是说，之所以一些人"没有眼力见儿"，是因为他们并没有发现身边有需要帮助的人，甚至他们根本就没有意识到自己没有眼力见儿的事实。顺带补充一句，人们通常可以注意到其他人没有眼力见儿的行为，所以我们才会这样评价他人。

这样想来，我们每个人都比想象中的自己更"没有眼力见儿"，因为人们往往很少有机会能对自己有一个清晰的自我认知。

我之所以会在乘坐地铁时思考这些问题，是因为前段时间刚好读到了一篇论文，那篇文章一直在我的脑海中挥之不去。作者是洛克菲勒大学的瓦夏尔（Vosshall）博士及其团队。论文中称，他们在苍蝇身上发现了二氧化碳受体。

人类是无法感知大气中的二氧化碳浓度的，但某些昆虫可以。例如，天蛾就能感受到刚刚绽放的花朵所排放的二氧化碳。初绽的花含有大量花蜜，所以感知二氧化碳的能力有助于天蛾进行觅食。此外，雌蚊也可以感知动物呼出的二氧化碳，从而寻找到吸血的目标。

在这一基础上，瓦夏尔博士团队又带来了颠覆性的发现：昆虫感知二氧化碳的受体是嗅觉。二氧化碳对我们人类而言是无味的，而昆虫竟能嗅到它的"气味"！

仔细一想，这种情况其实并不罕见。很多信息都是人类感知不到但部分动物可以感知的，例如地磁、超声波或紫外线等。然而这里又出现了一个新的问题：我们为何能够得知"人类感知不到"呢？

　　原因很简单，人类可以借助一些设备测量到这些"信息"。举例来说，人们借助磁罗盘这种工具，测量出地球周围存在着一个巨大的磁场。与此同时，我们便自然明白了人类不具备感知地磁场的知觉。

　　认知到自身的无能——这听起来似乎不足为奇，但其实有着非常重要的意义。对于无法测量（或者根本无法想象）的环境信息，我们不仅仅是"感知不到"，而且就连自己"感知不到"这一事实都不得而知。从这个意义上来说，这和本文开头讲到的"眼力见儿"的例子非常相似。如果一个人并没有注意到周遭有人需要帮助，自然也就没办法做到"有眼力见儿"；不只如此，他们甚至根本意识不到自己是一个没眼力见儿的人。

　　据此我们可以推测，生物界中很可能还存在着其他人类尚未检测到的、未知的感官信息。瓦夏尔博士发现昆虫的二氧化碳受体也只不过是短短几年前的事情，动物们一定还感受着许许多多超出人类想象范围的信息……这样一想，我不禁热血沸腾，但很快又像被浇了一盆冷水一样陷入了惆怅——说到底，人类眼中的"世界"究竟为何物呢？

2 自闭症能用肠道菌群来治疗?!

肠道菌群可以缓解自闭症（即孤独症）的症状——去年年底，加州理工学院的马兹曼尼亚（Mazmanian）博士及其团队在《细胞》（*Cell*）期刊上发表了一篇论文，他们通过一项老鼠实验证实了前述的观点。

肠道和大脑是密切相关的，此前人们已经发现肠道菌群会对精神状态造成影响。然而，孤独症谱系障碍（ASD）是一种发展障碍❶，换言之，这是一种先天的症状。但现在却说肠道菌群可以治疗自闭症，这究竟是怎么一回事呢？就连我刚听闻这一发现的时候也难以接受，花了一些时间才消化理解。

这项发现的线索来源于之前针对"并发症"展开的一项详细调查。两年前，哈佛大学的科哈内(Isaac Kohane)博士及其团队召集了14000名ASD患者，调查他们患有哪些其他疾病。研究发现，自闭症患者并发炎性肠病的概率很高。这是一种慢性肠炎，肠炎的病因尚不完全明确，但一般认为，肠道菌群很可能是其中一个因素。

近年来的微生物组研究也为这一发现提供了佐证。借助最新的

❶ 发展障碍，指心身成长和发展过程中产生的某种偏离或阻滞状态。——译者注

技术，研究者可以同时对大量肠道菌群进行彻底的检测，并更透彻地了解肠道内的细菌种类（微生物组）。结果显示，自闭症患者的微生物组与健康人群有所不同。

当然了，仅凭以上两点发现，我们并不能明确微生物组与自闭症之间的因果关系。或许微生物组是引发自闭症的原因，又或许正相反，是自闭症患者的挑食行为导致了微生物组的变化。由于无法在人类身上查明这一问题，因此马兹曼尼亚博士团队决定改用老鼠进行实验。最终他们得出结论：微生物组的确是造成自闭症状的因素之一。下面让我来详细介绍一下这个实验。

自闭症的其中一个致病原因是病毒感染。如果胎儿还在母亲的子宫里时就被感染，其出现自闭症状的风险会大大增加。研究团队通过老鼠实验证明了这一观点，他们发现，在怀孕的母鼠患上感染性炎症后，生下来的幼鼠就会表现出与人类自闭症相同的症状，不仅社交行为有所减少，甚至就连微生物组也发生了改变。

随后，博士团队给新生幼鼠喂食了一种名为"脆弱拟杆菌"（*Bacteroides fragilis*）的细菌，这种细菌已知可以治疗结肠炎。结果表明，不仅幼鼠的微生物组得到了改善，更惊人的是，它们在长大之后没有再出现自闭症的症状。

炎性肠病不只是自闭症的并发症，而且也多见于抑郁症和某些有智力障碍的患者。如何应对这些精神疾病和发展障碍一直以来都是一个棘手的难题，而本次研究的数据或许能为此类疾病的治疗带来转机。

话说回来，我在前一节中提到了一项调查，数据显示人类的微生物组每年都很稳定，基本上没有太大变化。然而，哈佛大学的特恩博（Turnbaugh）博士及其团队在上个月证明，如果调整一个人的饮食结构，改为以蔬菜为主食或者以肉类为主食，那么他的微生物组在两天内就会发生骤变。

特恩博博士的发现反向说明，人们的微生物组之所以看上去变化不大，其实是因为一年到头始终保持着同样的饮食习惯。这也证明了，我们并没有留心调节自身的肠道菌群。

这样想来，即使是在花心思搭配膳食的时候，我们往往也只是关注于脂肪、糖和维生素等成分，却很少会关心自己的肠道细菌。肠道是健康的源泉，它值得我们更用心地呵护。

3　喜欢猫的人可能会……

你听说过名为"弓形虫"的原虫吗？它是一种寄生虫。虽然原虫和寄生虫的名字里都有"虫"字，但它们其实并不是所谓的昆虫，而是单细胞生物（注：日本对于"虫"的概念自古以来便与众不同，例如在日语中，"爬虫類"意为爬行动物，"虫の知らせ"意为预感，"腹の虫"意为怒气，"蛸"意为章鱼，"虹"意为彩虹等）。

人类和家畜等哺乳动物都有可能感染弓形虫，食用已被感染动物的生肉或接触它们的粪便是感染的主要途径。据估计，全世界已有近30%的人口受到了感染。日本的感染率较低，但仍可能存在着百分之几的人处于被感染的状态（由于接受感染检测的人不多，暂不清楚确切的数字）。寄生虫本身的毒性较弱，不会引起强烈的症状，所以不必太过担心——以前人们都是这样认为的，但果真如此吗？

弓形虫感染的部位主要是肌肉和大脑。这一点十分关键，这意味着它会对大脑的功能造成影响。更令人震惊的是，有研究发现，精神分裂症患者体内检测出弓形虫抗体的概率很高。弓形虫有可能通过母婴传播感染了母亲子宫内尚未出生的胎儿，并影响了胎儿的大脑发育，这似乎是精神分裂症的致病原因之一。

世界上约有1%的人患有精神分裂症。由于这种病症主要在青春期之后发作，因此人们通常把它当作是一个由生活环境和教育环境导致的"心理疾病"。但是，在一对同卵双胞胎中，如果其中一人出现了症状，则另一方的发病率高达50%。也就是说，精神分裂症的遗传概率很高。然而现在已有越来越多的专家认为，双胞胎的发病率之所以高度一致，不仅仅是因为基因，也有胎儿宫内感染的因素。

那么，如果不是在胎儿期，而是在成年后受到感染又会怎样呢？有研究者在老鼠身上展开实验，发现了一系列出人意料的事实：小鼠在感染弓形虫后，动作会变得迟钝。它们的逃跑速度比之前更慢，恐惧反应也有所减少了。

小鼠对猫的反应也发生了改变。老鼠向来是怕猫的，哪怕还没看到猫的影子，仅仅闻到其气味，就会瑟瑟发抖、飞快逃窜。然而，感染弓形虫后的老鼠却不再害怕猫的气味，甚至还会主动上前接近，结果就导致了自己命丧天敌之口。

实际上，这正是弓形虫的目的。弓形虫有两种繁殖方法，包括有性生殖和无性生殖。有性生殖的地点是受限的，只有在猫的身体里才能实现，从这个意义上来讲，猫是弓形虫的"唯一最终宿主"。换句话说，弓形虫的目的便是借助一些手段侵入猫的体内进行繁殖。

于是弓形虫采取了一种巧妙的策略，通过感染老鼠的大脑和肌肉来实现这一目标。一方面，它会减少受感染老鼠对猫的恐惧反应，并减慢其移动的速度，从而进一步提高猫捕食老鼠的成功率。另一方面，老鼠肌肉中的弓形虫则通过口腔进入猫的体内。这真是一套精妙无比的入侵策略！

查尔斯大学的弗莱格（Flegr）博士及其团队发现，不只是老鼠，在人类身上也会发生相同的现象。感染弓形虫后，人类同样会出现动作迟缓、乏力疲劳的症状，且这些症状似乎在男性身上表现得更为明显。

博士团队另外还称"感染者会变得喜欢上猫"。的确，我们身边到处都能看到许多狂热的猫咪爱好者。弗莱格博士别开生面地提出一个观点：也许这些人对猫咪的迷恋并不是出于本人的偏好，而是中了弓形虫的"圈套"。

多么不可思议啊！人类自以为拥有自由的心灵与选择，但如果真如博士所言，我们所谓的自由又到底是何物呢？

4 人工甜味剂真的有效吗？

"糖尿病"这个病名很容易招致人们的误解。顾名思义，这是一种葡萄糖随着"尿液"排出体外的疾病。但问题在于，糖并不存在于尿液中，而是存在于血液中。如果血糖值长时间保持在过高的水平，不仅会加重肾脏负担，而且还可能诱发失明、心肌梗死、神经系统疾病等并发症，患阿尔茨海默病的风险也会增加数倍。尿液中含糖是为了将多余的糖排出体外，可谓是人体的一种防御反应。

那么，怎样才能降低血糖值呢？服用药物自然是一个办法，但改善日常的饮食习惯和身体素质也十分重要，比如控制糖分的摄入量便是一个典型的方法。也许是由于这个应对方法逐渐得到了普及，近年来，越来越多的人开始使用糖精、三氯蔗糖和阿斯巴甜等人工甜味剂来代替砂糖了。

人工甜味剂是为了迎合人类舌头上的甜味感受器而生的，它们的甜度是砂糖的数百倍。这种化合物是自然界中原本并不存在的物质，因此人体无法有效地将其转化为能量，换句话说，它基本上是

"零卡路里"的。在这种诱人的宣传下，人工甜味剂如今不只应用于临床医学，更是席卷了减脂食品行业。

然而，天下并没有免费的午餐。一些研究发现，改用人工甜味剂的人群不仅没能减轻体重，反而还出现了糖尿病和代谢综合征的症状。这与人们的预期相反，人工甜味剂似乎并没有降低血糖值的效果。

但我们也需要严谨地解释这个现象。之前我在美国的一家咖啡厅就餐，看到一名女性开心地享用着一块巨大的蛋糕，边吃边说："我今天点的饮料是零卡的，所以可以放心吃甜点了！"类似的情况比比皆是，对一个方面的关注可能会导致我们在不知不觉中疏忽了另一方面的管理，从而抵消了应有的效果。

结果，人们就人工甜味剂的真正价值始终未有定论。

直到上个月，魏茨曼科学研究所的埃利纳夫（Elinav）博士及其团队就这一问题得出了一些结论，并把实验数据发表在了《自然》期刊上。博士团队持续11周给小鼠服用人工甜味剂，发现小鼠的体质发生了变化，它们在摄入糖分后更容易出现血糖值上升的现象，哪怕只是食用了少量的葡萄糖。

这便是"葡萄糖不耐受"，指的是血糖值对于摄入的葡萄糖反应敏感的一种症状。也就是说，人工甜味剂导致了小鼠对葡萄糖耐受不良。

埃利纳夫博士进一步深入研究。他们发现，葡萄糖不耐受可以用抗生素来治疗，这意味着人工甜味剂是通过改变"微生物"从而引发了不耐受的症状。

博士团队推测，肠道菌群很可能就是关键所在。为了证明这一点，他们将服用过人工甜味剂的小鼠的肠道细菌移植到了健康小鼠体内。结果不出所料，这批健康小鼠虽然没有摄取过人工甜味剂，但也出现了葡萄糖不耐受的现象。

人类身上同样存在类似的情况。人们如果经常食用人工甜味剂，则栖息于肠道内的菌群就会发生变化，并且这种变化在人类身上生效的速度比在小鼠身上更快。研究人员要求被试者持续服用人工甜味剂。短短七天后，超过一半人的血糖值都升高了。

或许是由于"糖尿病"这个名称给人们带来了负面的印象吧，现代人往往对"糖"反应过度。为此还提出了"控糖饮食""戒糖"等概念，刻板地抵触这一物质。然而，糖类毋庸置疑是人类机体的必要组成成分。我认为，在糖、脂肪和蛋白质这三大营养物质中，糖尤其重要。人类为了感知糖分，不仅在舌头上专门进化出了发达的感受器，还为其配备了"嗜甜"的本能冲动——这一切设计都是有它存在的意义的。

可到了如今，人们对人工甜味剂趋之若鹜，相反却毫无根据地对砂糖避犹不及。这让我由衷地为糖感到难过。

5 运动可缓解抑郁症

撰写本连载栏目时，我会尽量避免使用一些难以理解的科学术语，但在接下来的这篇文章里就不得不涉及了。即使请各位读者在阅读前做好心理准备，也可能会有人读不明白或读不下去，所以结论先写在前头："运动对抑郁症患者有好处。"

或许有人会想："这不已经是临床实践中广为人知的事实了吗？"的确，很多论文都指出过运动可以减轻抑郁症状。但与此同时，也有不少人不相信大脑会受到身体的影响，对这种奇妙的"身心关系"持怀疑的态度。

为此，布里斯托大学的劳勒（Lawlor）博士重新彻查了过去的论文，检查其中的研究设计是否妥当、数据解释是否自洽，最终得出了结论："运动确实是有效的。"之后，劳勒博士自己也组建起一个团队，开展了大规模的临床研究。博士团队要求抑郁症患者每周至少进行一次30分钟左右的温和运动，并在为期一年的时间里监测患者症状的变化过程。研究发现，运动的患者症状得到改善的概率大约是其他患者的2.3倍。

那么，肌肉活动是如何远程控制大脑的呢？我们可能会想到"运动能使人神清气爽"这种心理效应，但原因似乎不只如此。上个月，卡罗林斯卡学院的鲁阿斯（Ruas）博士及其团队在《细胞》期刊上发表了一项研究，阐明了二者之间惊人的因果关系。

在抑郁症患者的血液中，有一种名为"犬尿氨酸"（kynurenine）的化合物含量有所升高；并且犬尿氨酸的浓度越高，症状也就越严重。据此，博士团队向健康老鼠体内注射了犬尿氨酸，发现老鼠果然出现了抑郁症状，就连它们平时最爱的糖水也失去了兴趣。这证明了犬尿氨酸的确是诱发抑郁症状的致病因素。

犬尿氨酸在进入大脑后会转化为3-羟基犬尿氨酸（3-hydroxy-kynurenine），这种物质会引发炎症、损害神经细胞和神经传递活动。

此外，它还会耗尽"色氨酸"这种氨基酸，并降低血清素的水平，最终就导致了抑郁症。

鲁阿斯博士团队进一步发现，如果让老鼠做运动之后再向其注射犬尿氨酸，它们则不会出现抑郁症状。实际上，研究人员在注射后测量了老鼠血液内的犬尿氨酸浓度，发现在运动过后的老鼠体内，该物质的浓度并没有升高。博士团队也查明了缘由，原因就在于运动增加了肌肉中的一种酶——犬尿氨酸氨基转移酶（KAT），这种酶会分解犬尿氨酸。肌肉细胞中的PGC-1α1❶活性提高导致了这种降解酶数量增多，PGC-1α1是一种转录激活因子，能够促进降解酶的表达。研究者借助基因工程技术培育出了含有大量PGC-1α1的老鼠，经调查发现，这批老鼠表现出了较强的抗压能力，患上抑郁症的风险也更低。

这样解释着实太过复杂了，用一句话简单总结来说就是："运动会激活肌肉中的PGC-1α1，分解引发抑郁症的犬尿氨酸，从而保护大脑。"

也许有些人会担忧：抑郁症患者本身并没有运动的积极性，强

---

❶ 中文全称为过氧化物酶体增殖物激活受体γ辅激活因子-1α1。——译者注

迫他们运动会不会加重他们的精神压力，反而使得症状恶化呢？但在老鼠身上进行的实验已经证明，即使不是出于自愿而是强制性的运动，也一样拥有改善抑郁症状的效果。

此外，运动疗法还有许多优点：副作用少、复发率低、在药物不生效的患者身上也有效。最重要的是，它不仅对于患者有治疗的作用，对于我们每一个人，更有着预防的作用。

6　做梦的"另一个自己"究竟是谁

念久终沉睡，所思入梦频。早知原是梦，不做醒来人。——小野小町❶

这是一首意蕴优美的著名和歌，诗歌大意是："是否因为我睡前一直想念着情郎，所以他才进入了我的梦乡？如果早知道一切的美好只是一场梦，我就不会醒来了。"若从科学的视角来看，这首恋歌其实捕捉到了梦的一个重要的性质——人们在做梦时无法意识到"自己正在做梦"这一事实。正因如此，我们才会像小野小町一样，惋惜那

---

❶　小野小町，日本平安时代著名女诗人。本译文引用自复旦大学出版社1983年中文版《古今和歌集》，杨烈译。——译者注

些"一不小心就醒了"的美梦。

当我们在做梦的时候，通常无论遭遇多么异想天开的情况、面临多么不合逻辑的恐怖，都没有一个冷静的画外音告诉我们"这是不正常的"，梦中的我们往往会毫无察觉地努力处理好眼前的事件。

这真是件不可思议的事。如果换成白天醒着的时候，我们本可以注意到其中的不合理之处，因为清醒时的我们能够认识到"我现在正在经历这个现实"。换句话说，大脑中存在着另一个"自己"正在监控着我们的思考与行动。然而，这个监视着自己的"第二自我"会在做梦时消失，只有当我们从梦中醒来之后，才能意识到刚刚的一切是一场梦。

美国神经科学研究所的埃德尔曼（Edelman）博士推测："在所有生物中，可能只有人类拥有第二个自我。"如果真如他所说，那么除人类以外的动物们即便生活在现实世界中，也意识不到此时此刻发生的事情是现实。当然，当它们在做梦的时候也就不会意识到那是梦境了。这意味着在动物的世界里，现实和梦境之间是不存在分界线的。更严谨地说，动物们在经历一切现实体验时的心理状态，就好比是我们人类经历梦境时的心理状态。

那么，人类特有的"第二自我"是从何而来的呢？如果我们找出它的所在，也许就能追溯到人类心灵的源头了。实际上，要探索这一问题并非没有可能，最简明的方法就是比较"第二自我"存在与不存在时大脑的活动状态。

研究者可以从睡眠入手进行实验。这是因为有一些人在做梦时偶尔会察觉"哎哟，我现在所处的这个世界是个梦"，也就是能够认识到自己在做梦。这种出现了第二自我的梦被称作"清醒梦"。在清醒梦中，有时人们甚至能随心所欲地改写梦中的故事。

有研究者检测了做清醒梦时的大脑，发现额叶和顶叶会出现一种名为"伽马波"（γ 波）的独特脑波。既然如此，伽马波是否就是人类拥有"第二自我"的关键呢？为了找到这个问题的答案，法兰克福大学的沃斯（Voss）博士及其团队开展了一项惊人的研究，他们用和伽马波相同频率的电流刺激睡眠中的人的大脑，并将实验的结果发表在了这个月的《自然-神经科学》期刊上。

博士团队召集了27名实验对象，在他们睡眠时刺激他们的大脑，一段时间后把当事人叫醒，并询问他们梦见了什么。调查结果显示，七成以上的人表示他们在梦中"从第三人称视角旁观着正在做梦的自己"。在这之中，也有人回答称自己能够控制梦境的走向。实验效果非常显著，在伽马波的刺激下，被试者在做梦时真的出现了"第二自我"。

这让我不禁浮想联翩起来：如果我们借助时光机，把这台伽马波大脑刺激装置运送回过去，赠予小野小町，她会留给世人怎样的名作呢？这项承载着"梦"的研究，也载着我的梦飘向了远方……

7 死亡的瞬间，大脑会经历什么

"多么的奇妙啊！痛苦的痉挛忽停止！丧失的体力重振奋！恍恍惚惚，我再生！啊，多快乐呵！"

这句台词是威尔第❶歌剧《茶花女》的最后一幕，女主人公薇奥莉塔临终前的话。在她因肺结核病而即将气绝之际，她感觉到痛苦的病症突然消失，身体瞬间变得轻松，但紧接着，便倒在地上死去了。

虽然《茶花女》只是一部虚构作品，但在实际的临床案例中，的确有人在濒死时经历了和薇奥莉塔相似的体验。

在死亡的那一刻，我们的大脑会经历什么？此前，人们一直以

---

❶ 朱塞佩·威尔第，意大利歌剧作曲家。——译者注

为生死的边界是一个永远无法破解的谜团。然而就在上个月，密歇根大学安娜堡分校的博尔吉金（Borjigin）博士及其团队在《美国科学院院报》上发表了一篇论文，文中记录了老鼠死亡瞬间的大脑活动。

博士团队在老鼠的头部接上电极，并记录下它们的脑波。经过长时间的耐心实验，最终见证了7只老鼠的死亡。

老鼠在死亡瞬间出现了不可思议的大脑活动。在心脏停止跳动后，它们的大脑又经过了30秒左右才停止活动。在这个短暂的期间里，大脑活动的变化大体上呈三个阶段：

第一阶段是心脏停搏后的大约三秒内。虽然脑波的功率谱在这个阶段稍有降低，但基本上接近活着时的状态。原因可能在于大脑中储存的能量，即使在血流停止后，这些能量仍能为大脑的存活延续三秒时间。

在接下来的第二阶段中，大脑出现了强烈的 α 波与 θ 波两种脑波，这个过程会持续五秒左右。

最惊人的是最后的第三阶段。伽马波（γ 波）出现，一直持续到大脑活动停止，并且伽马波的振荡在整个大脑中是同步的。这种状态和大脑在清醒时，尤其是在意识水平较高时的状态极为相像。

研究团队进一步深入研究，他们详细调查了这种伽马振荡的大脑状态，发现脑内活动会从额叶流向枕叶。换言之，大脑中的信息会自上而下地流动。在这种自上而下的状态下，即使大脑已经无法再接收到外部的感觉信息，其自身内部也会唤起新的信息。你可以把这一过程类比为"想象"或"回忆"，这些都是在大脑内部进行的活动，而在老鼠濒死之际，大脑中再次发生了这种自上而下的活动。

而且，第三阶段出现的伽马振荡非常剧烈。在健康的人群中，如此强烈的自上而下大脑活动往往只会出现在做梦、幻觉或冥想的时候。

心脏停搏预示着一个人的生命处于危在旦夕的状态，但如果心脏很快就能恢复跳动的话，当事人是可以复苏的。有一些死里逃生的患者会绘声绘色地描述当时的意识体验，这就是所谓的"濒死体验"。

濒死体验并不是什么奇异的超自然现象，世界上的许多文化都普遍对此有过记载。据估计，在起死回生的患者中有20%的人经历过这种体验。有人发表感想称"那种感受比现实还要真实"，这也证实了强烈的伽马振荡的确存在，与本次实验的结果相吻合。

我们不难想象，那些没能脱险、不幸死亡的人们想必也会有类似的大脑体验吧。人类在垂死的大脑中感受到灿烂的伽马波活动——

这也许是大脑在生命终点送给我们的最后一份礼物。

第六章　放眼看未来

1　iPS细胞有"思想"吗

　　近来，一项有关iPS细胞（诱导性多能干细胞）的研究成了学术

界讨论的热点。研究者是奥地利科学院分子生物技术研究所的克诺布

利奇（Knoblich）博士及其团队，他们利用iPS细胞培育了一颗大脑，

并将成果发表在了这个月的《自然》期刊上。

　　iPS细胞拥有不可估量的潜力。这种技术指的是将体细胞进行初

始化，使它们恢复到"未分化"的状态；这些未分化的细胞可以重新

组合，继而创造出丰富多彩的各类细胞。不仅是再生细胞，这项技术

还可以应用于器官的部分再生，例如肠道、肝脏和眼睛等器官都曾有

过成功的案例。2014年，日本医生进行了全球首例使用iPS细胞技术

的手术。他们从眼科疑难病患者的皮肤上培育出iPS细胞，使其分化

为视网膜细胞，并培养成片状，最后将这片"视网膜"移植到了患

者的眼睛中。

　　这一系列显著的成果使得越来越多的人开始对iPS细胞寄予厚望。大脑远远比其他器官复杂得多，但它却这么快就在一根小小的试管里实现了再生——作为一名大脑研究者，这着实超出了我的预料。

　　这次的成功将在两个方面大大促进未来的大脑研究。首先一方面是我们能够直接观测到大脑的诞生了。在此之前，研究者若想观察人类大脑如何发育，唯一的方法只有解剖流产婴儿的大脑。然而在这项新的技术下，大脑可以像水培农作物一样在营养液中健康地发育，研究者由此便能持续观察大脑的发育状况了。目前，这颗再生大脑的血管网络尚不完整，所以无法充分吸收营养物质，在培育10个月后只长到了约4毫米大小。尽管如此，它仍然正确地发育出了大脑皮质、海马体等各个部位。

　　第二个方面是，这次成功的尝试有助于科学家探明疾病的本源。以克诺布利奇博士的这篇论文为例，"小头症"是一种大脑未能正常发育的病症，研究者尝试从小头症患者身上培育iPS细胞并再生大脑，发现这颗再生大脑也出现了同样发育不全的现象。在未来的大脑疾病研究中，也许人们能借助这项新技术寻找到各种各样的病因及治疗方法。

然而，我们在为"iPS大脑"的问世而惊喜时，似乎忽略了一个重要的问题。大脑与肝脏或心脏等器官有着本质上的不同——这颗再生大脑究竟有没有"思想"呢？

目前关于思想与大脑的种种假说中，一般认为思想产生于身体和大脑之间的相互作用。按照这个观点来看，没有身体的iPS大脑是不会生发"思想"的。

但现在还没有证据能证明这一假说是正确的。实际上，以英国为代表的一些国家已经禁止了全脑切除实验，也就是禁止研究人员取出老鼠的大脑，直接对其进行实验。生命伦理学的观点认为，被切除的大脑也许仍然能够感知到痛苦，尽管大脑已经从身体上分割下来，但人们不能保证它没有思想，因此这些国家才做出了禁止此类实验的决策。更何况，即便是发育不全的iPS大脑，那也是从人类的细胞发育而来的活生生的"大脑"，和老鼠实验无法相提并论。这一点也让有关iPS大脑的争议变得更为复杂了。

博士团队还证实，这颗再生大脑包含大量的神经细胞，这些细胞都在进行着各自的神经活动。我们如何确切地证明这种神经活动与"思想"无关？不仅如此，iPS大脑还有视网膜，我们怎能断言这层视网膜一定不存在视觉？这一连串问题最终可以归结为一个最极端的问题：如果我们把试管培育的"大脑"当作垃圾丢弃，这是否等同于谋杀？

耐人寻味的是，博士团队将这颗iPS大脑命名为"大脑类器官"（cerebral organoid）。如果说"仿真机器人"是人造的人，那么"类器官"（organoid）就是人造的组织了。

如此说来，"思想"能否合成和增殖呢？……这一个接一个抛出的谜团，似乎预示着脑科学已然迈入了一个崭新的阶段。

2　自主选择孩子遗传基因的时代或将到来？

"如今人们能够根据精子与卵子的不同组合来预测未来孩子的各项指标了，你可以把诊断结果作为择偶的参考因素！"

这并不是科幻世界里的故事，而是真实发生的现实。上个月，一项基因配对的诊断技术在美国通过了专利申请。这项技术能根据父母双方的遗传信息，计算出未来孩子的各项指标。孩子的患病风险自

不必说，就连寿命、体格、体能、智力和性格等也都不在话下，总共
250项特征的"概率"都能得到预测。

　　日本也报道过这条新闻，所以可能很多读者对此已经有所耳闻
了。近来，产前检查的话题引起了人们的热烈讨论，但这项技术与产
前检查不同，它是在受精之前就对孩子进行筛选，所以不存在怀孕或
堕胎的伦理问题。目前，已有许多国外学者就这项技术的影响发表了
自己的看法。

　　那么，对于这种行为，各位会有何感想呢？

　　作为一名生物科学家，我感受到的是一丝不安与担忧。

　　当一项"新技术"问世时，众人往往会无条件地对其产生抵触
心理。听说在收音机、电视和微波炉刚刚普及时，当时的人们也大都
抱有同样的心态。但让我们先暂且克制住本能的恐惧，冷静地思考一
下这项技术的意义吧。

　　以猫狗为例，人们会从宠物店的展示柜里选出自己最中意的幼
崽买回家，这是再正常不过的事情。但为什么换成人类的孩子，我们
就会觉得别扭不适呢？原因恐怕在于，至今为止我们"还没有拥有过
选择的余地"。无条件地接受怀上的孩子——这是一条公认的常识，

我们既没有契机，也没有能力来质疑这项前提条件。

但另一方面，如今在精子库里会标识出供精者的学历和体型，以便受精者能够选择最佳的对象。准确地说，如果我们仔细想来，就会发现大多数人都会经历的婚姻大体也是一样，收入、外表和家庭背景都是人们相亲时的重要判断依据。实际上，寻求一个优秀的结婚对象，在一定程度上就等同于依据遗传信息来选择伴侣。

还有一种批判的声音认为，基因选择技术会动摇父母对孩子无条件的爱。但过往的小鼠实验给我带来了不一样的看法。至今为止，我已在实验中经手了数千只小鼠了，虽然其中的每一只都很可爱，但与此同时，我也必须承认自己对更聪明的小鼠总是会偏爱一些。为出色的孩子感到骄傲是父母的天性，因此，与自然受孕的孩子相比，通过基因选择而孕育的优秀孩子不一定就得不到同等的爱，这种推测是没有根据的。

如果有两张彩票摆在我们面前，一张的中奖率是1%，另一张是50%，我们当然会选择50%的那张。对于孩子也是同理，如果人们事先就能知道孩子各项指标的概率，肯定也会选择有利的条件。只要能带给孩子幸福与健康，父母们自然愿意为此付出努力。

　　也许在未来，社会上会针对基因选择技术出台相应的法律规定。但即使受到管制，也难保不会有人通过非法手段利用这项技术。

　　一旦有基因经过设计的孩子出生，局面就会一发不可收拾，没有接受过基因选择的"平凡的孩子"会处于不利的地位，最终的结果就是所有父母都想对未来的孩子进行基因设计了。到了那时，"设计婴儿"一定会变成司空见惯的现象，就像如今预防接种和补习班教育也已经变得普遍一样。

　　历经几代人之后，也许年轻人中的大多数都得到了基因强化。在他们新一代人看来，也许会想："这群遗传原始人指标太差，派不上用场！"我们这代持有原生基因的人会不会成为"社会的累赘"呢？

　　不过，实事求是地说，检查项目毕竟有250个之多，不可能所有项目都完美地符合人们的预期，因此父母必须在健康、智力或外貌等项目中有所侧重。如此说来，侧重点的所在也可以体现出父母的爱。

　　虽说如此，但基因并不能决定人生中的一切——尽管大家对此并没有异议，我还是要补充说明这个事实。我们的大脑拥有"可塑性"，这种能力可以使我们脱离基因所带来的默认状态，不断成长与蜕变。这正是动物们进化出"大脑"这一器官的原因。我们在讨论基因时，切不可忘记这一点。

3　考试时借助"药物"是否可耻

日本每年有近180万人参加中考和高考。

考场如战场。然而近年来，围绕着这场战役却出现了一个令人意外的现象：有学生为了提高考试通过率服用增强智力的药物，也就是所谓的"学术兴奋剂"（academic doping）。

这种增强大脑能力的药物被称为"聪明药"（smart drug），在美国最为盛行。2009年，悉尼大学的卡基奇博士发表的一篇论文引发了人们的热议。他对美国大学生展开调查，发现竟有多达25%的学生在过去一年间里服用过聪明药。

他们主要使用的是阿德拉（Adderall）和利他林（Ritalin）等药物。这些药物原本用于治疗注意缺陷多动障碍（ADHD），而学生们却将它们用在了医疗之外的地方。这种非医疗目的的药物滥用曾经在日本一度成为社会问题，如今日本已出台相应法规，对上述的药物实施管控。

近年来，聪明药的种类发生变化，从多动症药物转变为了痴呆症药物。治疗痴呆症的药物可以改善老年人的认知功能，例如治疗阿尔茨海默病等等。由于年轻人和老年人的大脑是在相同的工作原理下运作的，所以人们推测这类药物按理说不只对老年人生效。事实的确如此，一系列的报告证明了它们对年轻人也有改善认知能力的效果。在这样的背景下，考生们又将目光转移到了痴呆症药物上。不少学生的家庭还能帮助他们轻易获取到此类药物，例如医生为家里的祖父母开具了此类处方等等。

就个人而言，我对这种行为持反对意见，我认为学生们应该尽可能地在不依赖药物的情况下通过考试。然而若从大脑研究者的身份出发，则很难坚决地否定近年来的这种趋势。

首先，借助药物考试目前并不属于违法行为。当然，将来有可能会对此加以管制，但即便如此，这种现象仍然会像体育界的兴奋剂事件一样层出不穷，不可能做到彻底根除。

还有人宣称服用痴呆症药物有副作用的风险，希望借助副作用来阻止滥用药物行为。然而我作为一名持有资格证的药剂师，感觉这种说法更像是一种诡辩。痴呆症药物在设计上是非常安全的，它可供体力渐衰的老人持续服用10 ～ 20年左右。年轻人服用这些药物则更不容易出现致命的副作用了。

这样说来，也许最好的方法是从道德的角度批判"依赖药物是可耻的"。但这种方法涉及一个无法回避的问题——界限在哪里？打个比方，摄取咖啡因可耻吗？更夸张一点地说，营养充足的孩子能发挥出更高的智力，那么，父母给孩子准备营养均衡的晚餐也是违反道德的行为吗？

有鉴于此，我目前总结出了五个观点：①如果只发展特定的能力，可能会存在破坏智力总体平衡的风险（不过这只是我的猜测）；②这种提高智力的方法用得了一时，用不了一世；③当今社会过于看重名校学历了；④尚无科学证据表明聪明药能有效地提高学习成绩；⑤未来人工智能发展后，人类的智力也许会失去价值。

早在古希腊时代，古人就认为在头发上喷洒迷迭香可以提高记忆力。由此看来，人们对于这种"捷径"的渴望自古以来从未改变。但我坚信，只有历经辛苦学习、牢牢刻进脑海的知识，才能孵化为真正有益的智慧。

4 有自主学习能力的计算机现已面世？！

大脑和计算机之间的区别是什么？这是我经常问学生们的一个问题。这个问题可以从各种各样的角度出发，得到五花八门的答案，但若是由我来回答，我会举出其中两点。

首先是"能源效率"。日本超级计算机❶"京"的功率超过了1000万瓦特，但大脑却仅需20瓦特，折合成电费则是每月300日元（15元人民币）左右，实在是一台不可思议的节能装置。

计算机的耗电量之所以高，很大一个原因是它的大部分能量转化为"热能"发散流失了。但大脑经散热而损失的能量出奇地少。人类的大脑回路由大约1000亿个神经细胞构成，如果要在计算机的电路板上再现如此精密的回路，计算机会剧烈放热，甚至于在开机的一瞬间就因过热而熔化。

大脑和计算机的另一个区别是"自修改"。计算机并不能重新配置自己的电路，它不会想到："让我把这块芯片取下来，装到别的地方吧。"而大脑则会用物理的方式重组大脑回路，从而更好地适应脑

❶ 超级计算机（super computer）是指能够执行一般个人电脑无法处理的大量资料与高速运算的计算机。——译者注

内发生的活动。这种自我编程从出生一直持续到死亡，贯穿人类的一生。正是由于这个"自修改"的特质，我们的大脑才得以自主地发挥灵活的顺应能力和适应能力。

然而，国际商业机器公司（IBM）在上个月的《科学》期刊上发布了一种新型的电子芯片。这项研究表明，我上述提到的两点已经不再是大脑独有的特质了。

这项发明堪称是一场震撼世人的革命。过去曾有人认为"生命的特征"就是"繁衍子孙后代"，但工程技术专家为了证明"这种想法既轻率又肤浅"，便制造出了能够无限繁衍的机器人。IBM这款芯片传达给我们的信息，和工程技术人员当年的嘲笑何其相似？

这款新型芯片被命名为"TrueNorth"，它的设计参考了大脑的运作原理，集成了100万个类似于神经元的微小单元，由2.5亿个人工突触联系在一起。芯片大约邮票大小，超过50亿个晶体管颇具艺术性地排列其上。

提到计算机，人们往往抱有一种"最新技术"的印象，但至今为止的所有计算机实际上都继承自"冯·诺依曼机"（von Neumann machine），这是一种早在70年前就已提出的机型。冯·诺依曼机会逐个读取储存的数据，并按照指令序列依次进行计算。即便是现在最先进的超级计算机也是基于同样的工作原理，只不过在规模上有所扩大，但仍然是典型的冯·诺依曼机。

然而，TrueNorth芯片的概念却截然不同，它根本没有设置程序指令。在人类的大脑中，神经元突触会在使用过程中得到强化，不使用时则会弱化。研究者们将这种"自修改"的原理安装到了TrueNorth的人工突触上。这样的运算方法名为"神经形态"（neuromorphic），该技术之前就已经在人工智能领域得到了应用，而TrueNorth进一步将这一运算的概念"实体化"了。

研究人员实际运行了TrueNorth芯片，发现它可以自主学习类似大脑的行为，例如识别人或物并将其归类等。不仅如此，它的功率大约只有0.1瓦特，这是因为在每一个时刻，富余出来的大多数神经元都处于休眠状态，所以能量消耗很低——这一点也和大脑如出一辙。

TrueNorth的规模仅相当于人类脑细胞数量的十万分之一，所以还不具有高水平的思考和创造能力，但在研究者之间已经开始流传着一个预言：也许在不久的将来，它便可以匹敌猫咪的大脑。

5　人工智能的黄金时代

　　孩童时代，我生活在外地的一个农村小镇上。对于那时的我来说，乘坐电车可谓是一件人生大事，每次我都会像外出郊游一般雀跃不已。我尤其喜欢站务员剪车票后留下的刀口痕迹，每个车站都有不同的形状。在离开检票口时，只要跟站务员说一声就能把使用过的车票带回家，这些车票已成为我心爱的收藏品。

　　然而突然有一天，自动检票机出现了，剪痕一律变成了冷冰冰的一个圆孔，车票也会被出口的闸机回收，我那收集车票的秘密乐趣便荡然无存了。最近，电子卡更是取而代之，就连看到车票的机会都越来越少了。检票口的工作人员也逐渐减少，将来甚至可能还会彻底消失。

　　超市结账也是同样的情况。以前的收银员会一边中气十足地报着"98日元！155日元！"一边利索地敲打键盘，如今这幅景象早已不复存在，而是变成了扫描条形码的单调工作。在不久的将来，也许我们还会迎来不需要收银员的时代，顾客只需要拎着购物筐直接通过店铺出口的扫描仪，就能自动从账户中扣款结账。

　　科学家们费尽了一切的努力，只为了节省下大家的努力。他们的努力的确收获了显著的成效。如今，人工智能和机器人甚至能够代替人类完成相当复杂的任务了。

　　整个社会在变得更加便利的同时，许多崭新的职业也应运而生。例如网页设计师、信息安全经理和大数据分析师等等，这些都是在我小时候并不存在的职业。

　　牛津大学的奥斯本（Osborne）博士及其团队模拟了未来可能消失的职业。他们发现，包括体育裁判员、房地产中介、赌场发牌员、会计审计、土地勘测员和各种接待员等等，许多职业都被判定为"濒危职业"，涉及了各个行业。

　　杜克大学的戴维森（Davidson）博士也预测称："在刚升入小学的儿童中，将有65％的人会在大学毕业后从事目前尚不存在的职业。"若真如他所说，那孩子们口中的"未来的梦想"、理想的职业，究竟有几分真实性呢？拥有梦想，也就意味着将自己的可能性限制在了现存的35％的工作中。

　　与此同时，人们也开始反思教育的现状。随着信息化的发展，我们的工作方式逐渐转移重心，从"掌握"知识与技能转向了"创造"知识与技能。换言之，人们更加看重"智慧"了。

艺术创作现今仍然是智能机器人不太擅长的一个领域。但在不远的将来，一定会出现临摹得惟妙惟肖的画家机器人，还有将诙谐的表达编写成诗的诗人机器人——这些的确已经有一部分正在实现当中了。也许未来甚至还会有作曲家或作词家机器人，它们能创作出整首都是高潮的音乐、高效地刺激人类大脑的愉悦系统；或者还可能出现创意厨师机器人，它们所烹饪的食物能够最大限度地满足人类的味蕾。

我们常常会听到一种观点：机械创造的作品是乏味无趣的。的确，这类作品让人感受不到温暖的人情味。但请让我们冷静下来想一想，为什么我们会觉得无味？为什么人工智能的作品就会给人一种"机械"的感觉？你是否会在心底蔑视地想"终归是机器人罢了"，潜意识里抱有一种歧视的心态？若是如此，这种嘲笑的惯性思维必然会滋生名为"机器人歧视"的新的社会问题。

沉湎过去的滋味的确令人愉快，正如我会对车票剪痕感到怀念和伤感一般。然而，从来没有证据能证明机器人比人类的大脑差。说不定在未来的时代，机器人还会反过来对人类嗤之以鼻："人类理解真正的艺术太慢了，耗时费力""人类在处理商务时也容易感情用事，效率低下"等等。

无论如何，盛赞人类智慧的时代也许很快就会落下帷幕。不仅是智慧，运动能力也经历了同样的发展过程：在江户时代❶，人们只要跑得快就能找到工作；但在如今，就算你是整个班级里跑得最快的人，也没法靠这个本领入职一家著名企业，毕竟汽车和飞机的速度远远要快得多。

智力和运动能力同理，也终将不再是我们的优势，毕竟人工智能比人类更加聪明。比起高智商的人，企业想必更愿意雇用擅长利用人工智能的人，也就是所谓"善于和机械打交道"的人。那么，未来的我们如何能与人工智能共存？我们又如何才能适应这个新的世界呢？

火、农耕、车轮、货币、文字、火药、印刷、指南针、蒸汽机、电力……从古至今，人类依靠这些自身所发明的技术，不断对自我的生存方式进行着变革。到了现代，我们通过开发人工智能，又将迎来一个堪比过去这些变革的重大转折点。

❶ 1603年至1868年。——译者注

　　这场重大转折的关键就在于"共存"，也就是人类与人工智能并驾齐驱地相融共生。

　　人类最开始为什么要创造计算机？我们切不可忘记根本的出发点——正是为了弥补人类能力的不足。由于并不是所有人都擅长计算和记忆，所以人们才开发出了代行职责的计算机，并将其精心地培育成为现在的样子。计算机就像是人类的孩子一样，如果只因它成长得比我们想象的快，我们就嫉妒它的能力、把它视为敌人，这样的想法无疑是本末倒置的。

　　曾经，人类怀着极大的热情开发计算机；近来，人们却在象棋和围棋比赛里想和计算机分个高下。回想起当初那份呕心沥血投入研究的"初心"，如今的这些行为不免显得十分滑稽。

　　这种敌视人工智能的趋势让我意识到，也许人类最大的错误就在于我们误解了什么是"人类的特性"。

　　如果要问人类拥有哪些独特的能力，我们往往会列举创造、艺术、直觉、关怀等方面。原因很简单，因为我们在思考"人类的特性"时，一直以来都把黑猩猩作为比较对象和参考依据。只要想一想哪些是"黑猩猩做不到而人类能做到"的事，那便是人类的特性了。在漫长的历史进程中，我们人类已经习惯了像这样在不同种类的生物之间进行比较。

然而，现在的比较对象不再是黑猩猩了，我们需要把人工智能也纳入考虑范围。创造、艺术、直觉、关怀等行为对于黑猩猩来说也许很困难，但对于人工智能而言则很可能并不是如此。

比方说，战胜了围棋世界冠军的程序AlphaGo会使用超级计算机进行高速计算，但它并不会仰仗自己的计算能力逐个计算每一种落子方案。围棋走法的组合数量极其庞大，即便是目前最顶尖的超级计算机也无法实时计算。因此，AlphaGo没有算出所有的方案，而是凭借直觉判断"在这个区域落子应该有胜算"，这就是人们常说的"大局观"。

正如此例所示，我们曾经以为灵活的直觉是人类独有的特权，但现在人工智能也开始拥有这一能力了。不仅如此，近来还出现了一种特殊的人工智能，它们甚至可以创造出新的想法，为人类提出建议。渐渐地"创造性"也开始萌芽。

举例来说，人工智能已经能够顺利地撰写文章了。仅在2015年这一年间，美国的报纸上就刊登了超过十亿篇自动撰写的报道。

实践表明，人工智能尤其擅长体育新闻、经济新闻和天气预报这几个领域。

具体来说，只要人们把当天职业棒球比赛的数据传输给人工智能，它就能够写出："第七局下半场，队伍凭借满垒全垒打扭转战局，点亮魔术数字43❶。这是时隔13年后首次在七月点亮魔术数字。"人工智能不需要像人类一样特意查阅往年的资料，只需要参照历史数据，就能"机械地"写出这样的报道。

不仅仅是写新闻报道，最近，人工智能还能写诗了。2015年，有研究者让人工智能模仿莎士比亚的风格作诗，并将这些诗与真正的莎士比亚作品放在一起，举行了一场鉴别真伪的比赛。结果表明，人工智能创作的诗歌已经达到了以假乱真的水平，就连学者们也无法辨认出来。

人工智能的艺术才能最近甚至还扩展到了音乐和绘画领域。在这样的背景下，麻省理工学院于2016年发表了一篇评论，题为：《人工艺术引发了对人类创造力的质疑》。

---

❶ 魔术数字是日本棒球用语，指的是一支球队距离夺冠所需要的胜利场数。——译者注

以音乐为例，只要你读过讲解乐理的教科书便会知道，能让人类感到"悦耳"的旋律与和声的模式其实是较为有限的。人工智能可以机械地批量制造这种"直击人类心灵"的音乐。

如果我们反过来站在人工智能的立场来看，或许可以对此做出下面这个有些冒犯的解释：

"音乐是一个如此丰富的艺术世界，充满了绚丽多彩的可能性。然而，人类却只觉得那几个有限的模式好听，他们的大脑是多么狭隘啊！那我就试着按照人类的快感规则来写一首曲子吧。看哪，他们果然如获至宝呢，人类的大脑真是太简单了！"

人类自以为自己的"心灵"深奥又神秘，然而当局者迷，仅凭人类自己并不能完全了解真相。或许，最能理解人类心灵的不是我们自身，反而有可能是人工智能。

实际上，的确有研究人员正在开发人工智能咨询师，用来提供烦恼咨询等服务。那么，人工智能是否更能触及人类心里的痒处呢？结果显示，这项服务似乎颇受欢迎，一部分用户表示"它会耐心地聆听我的话"，其中甚至有人发感慨说"有些话对别人很难说出口，但如果面对的是人工智能，我就可以抛开顾虑倾诉一切了"。

　　仔细想来，像是无微不至、察言观色这类"关怀他人"的行为其实都是极其机械的任务。对于人类来说，能否做好这个任务取决于一个人有没有眼力见儿；但对于人工智能来说，这只是安装上足够的传感器就能解决的问题。换句话说，创造、艺术、直觉和关怀绝不是人类独占的领地，也许人工智能可以轻易地取代我们行使这些功能，并且远比我们想象的要轻易得多。

　　由于人工智能近年来取得了飞跃的进展，有些人开始担忧它们会"抢人类的饭碗"。我在此重申一下，这种敌视人工智能的想法，正是我在前文中提到的错误的态度。

　　有观点认为，现今这个时代就像是英国的工业革命时期一样。在那个时代，随着蒸汽机带来的技术革命，很多人都担心自己会面临失业。但他们实际上并没有失去工作，而是"转行"到了新出现的就业岗位当中。日本也曾经历过类似的明治维新运动。江户时代有将近90%的人口是农民，但截止到今天，大部分人都换了工作。我们眼下所面临的情况，与这两个时期十分类似。

　　如果自动驾驶技术得到完善，也许未来将不再需要出租车司机；如果自动接待设备能够实现，也许未来将不再需要窗口业务；如果同声传译器成功发明，也许未来将不再需要上英语课……然而，无论人工智能如何发展，世上仍然存在"人类应当做的事情"和"只有人类能完成的工作"，其中自然而然会诞生新的就业机会。

当然了，即便是今后会保留下来的工作，也需要顺应时代的发展不断变革。象棋和围棋的棋手们的现状已经预示了这样的未来。如今，棋手们在职业比赛中使用的新招式大部分都是从计算机软件中习得的。也就是说，由于象棋和围棋这种游戏对于人类来说太过复杂，所以职业棋手会向人工智能"求教"。

同样，在普遍的职场中也一定会发生类似的现象，因为人工智能有可能做出比人类更合理的决策。

若这样说来，人工智能的关键词则是"共存"。也许将来每个人都会和人工智能一对一绑定进行合作，但在工作现场担任职务的代表当然还是人类。打个比方，人类就相当于专业的"演员"，在名为"职场"的舞台上演绎着人工智能所编排的剧本。而观众（雇主）则为这场引人入胜的表演支付演出费（工资）——这样的未来似乎不无可能。

我自己也正在利用人工智能做研究。但是坦白地说，目前我还无法解读人工智能未来的发展方向和最终的发展程度。换句话说，我在当下还无法预测"只有人类才能做的工作"究竟会有哪些。但我相信，随着人工智能今后的不断进步，我们最终一定能够找到"何为人类的特性"这一问题的明确答案。

在这个雾里看花的世界里，就连人类的定义也像这般变得模糊起来。但我仍可以肯定两点：

其一，培养大脑的灵活性会变得越来越重要——无论未来社会如何变化，快速做出应对的"适应力"永远是一个万能的基本能力。

其二，预测未来的最佳策略是亲手创造"未来"——与其做一个被动承受变化的人，我们更应引领浪潮、站在创造变革的最前沿，这无疑是适应变化的最简单的方法。

我需要再一次重申，人工智能绝不是和人类相互敌视的对手，而是一个可靠的伙伴。不仅如此，人工智能对人类还具有指导意义，它使得我们有机会追问"什么是人类的特性"，并以崭新的眼光审视自己。正因如此，与其与它们为敌，我们不如和人工智能建立起和谐的共存关系，这样才更利于我们捍卫人类的尊严。

本书写到末尾，便用一句简单的话作为结束语吧：人类与人工智能之间存在着一个决定性的差异，那便是人类拥有而人工智能缺乏的一种能力——"快乐的能力"。所以，最后我想在这里衷心地祝愿大家：笑口常开，快意人生。